TMS+EMS
DER LEITFADEN
4. AUFLAGE

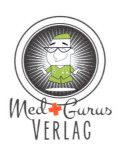

Zuschriften, Lob und Kritik bitte an

MedGurus Verlag
Am Bahnhof 1
74670 Forchtenberg
Deutschland

Email: buecher@medgurus.de

Bibliografische Information der Deutschen Nationalbibliothek

Die Deutsche Nationalbibliothek verzeichnet diese Publikation in der Deutschen Nationalbibliografie; detaillierte bibliografische Daten sind im Internet über http://dnb.dnb.de abrufbar.

Alle Rechte vorbehalten
© by MedGurus Verlag · Hetzel, Lechner, Pfeiffer GbR, Forchtenberg

1. Auflage Februar 2013
2. Auflage Februar 2014
3. Auflage Dezember 2014
4. Auflage Dezember 2015

Layout: Marte Kiessling
Umschlag: Baska Wolna
Satz: Leonie Ambrosius, Maximilian Münzer
Lektorat: Marina Essig

Druck und Bindung: Schaltungsdienst Lange oHG, Berlin

Das Werk einschließlich aller seiner Teile ist urheberrechtlich geschützt. Jede Verwertung außerhalb der engen Grenzen des Urheberrechtsgesetzes ist ohne Zustimmung des Verlages unzulässig und strafbar. Das gilt insbesondere für Vervielfältigungen, Übersetzungen, Mikroverfilmungen und die Einspeicherung und Verarbeitung in elektronischen Systemen.

ISBN: 978-3-944902-12-8

1   VORWORT

Hinter dem Namen **MedGurus** steht eine Initiative von motivierten Medizinstudenten und approbierten Ärzten, die es sich zur Aufgabe gemacht haben Medizininteressierten zu ihrem Studienplatz zu verhelfen. Es ist uns ein Anliegen Chancengleichheit bei der Vorbereitung auf den Medizinertest herzustellen und keine Selektion durch überteuerte Vorbereitungskurse und -materialien zu betreiben. Wir haben daher in den vergangenen Jahren viel Zeit und Herzblut in die Erstellung von Vorbereitungskursen und Übungsmaterialien für den Medizinaufnahmetest investiert, um Dir diese Bücher und Kurse zu studentisch fairen Preisen anbieten zu können. In dieser Zeit hatten wir das Glück und die Gelegenheit mehrere tausend Medizininteressierte auf ihrem Weg zum Studienplatz begleiten zu dürfen.

Das Konzept unserer Buchreihe ist simpel. Der Leitfaden zum TMS & EMS und der Mathe Leitfaden für den TMS & EMS erklären Dir umfangreich und anhand von verständlichen Beispielen die Lösungsstrategien zu den einzelnen Untertests des TMS & EMS. Mit unsere Übungsbüchern hast Du im Anschluss die Möglichkeit anhand der zahlreichen Übungsaufgaben, zu den jeweiligen Untertests, die beschriebenen Lösungsstrategien ausgiebig einzustudieren. Zum Abschluss Deiner Vorbereitung kannst Du Deine Fähigkeiten dann mit unserer TMS Simultaion realistisch prüfen.

Unsere TMS & EMS Buchreihe wird dabei jedes Jahr auf den neuesten Stand gebracht und an die aktuellen Änderungen im TMS und EMS angepasst.

Für Dein Feedback zu unseren Büchern haben wir immer ein offenes Ohr. Deine Wünsche, Anregungen und Verbesserungsvorschläge setzen wir gerne um. Wir sind für Dich immer unter der folgenden E-Mail-Adresse erreichbar: **buecher@medgurus.de**

Du findest uns auch unter **www.facebook.com/medgurus** bzw. „**MedGurus Vorbereitung & Verlag**". Hier veröffentlichen wir auch regelmäßig Neuigkeiten zum Medizinertest.

Im Übrigen werden fünf Prozent der Gewinne der **MedGurus** für karitative Zwecke gespendet. Detaillierte Informationen zu unseren geförderten Projekten findest Du auf unserer Homepage **www.medgurus.de**.

Jetzt wünschen wir Dir viel Spaß bei der Bearbeitung dieses Buches, eisernes Durchhaltevermögen für die Vorbereitung und nicht zuletzt großen Erfolg für den TMS und EMS!

Dein Autorenteam

Alexander Hetzel, Constantin Lechner und Anselm Pfeiffer

Mehr unter **www.medgurus.de – Eine Initiative von und für Studenten**

INHALTSVERZEICHNIS

1	**VORWORT**	**3**
	EINLEITUNG	7
2	**AUFBAU DES TMS UND EMS LEITFADEN**	8
3	**AUFBAU DES TMS UND EMS**	9
4	**VORBEREITUNG AUF DEN TMS UND EMS**	12
4.1	Welche Untertests lassen sich besonders gut trainieren?	12
4.2	Welchen Punktewert muss man für einen Studienplatz erreichen?	13
4.3	Wie viel Zeit sollte man in die Vorbereitung investieren?	15
4.4	Ist eine Vorbereitung in der Gruppe einer selbstständigen Vorbereitung vorzuziehen?	16
4.5	Ist ein Probetest empfehlenswert?	16
4.6	Wie regelmäßig sollten die einzelnen Untertests trainiert werden?	17
4.7	Die Testdurchführung des TMS und EMS	20
4.8	Die Bearbeitung des Antwortbogens	21
4.9	Was sind die nächsten Schritte?	22
5	**UNTERTEST: KONZENTRIERTES UND SORGFÄLTIGES ARBEITEN**	24
5.1	Allgemeines und Aufbau	24
5.2	Markierungsregeln der letzten Jahre	24
5.3	Ermittlung des Punktwerts	24
5.4	Bearbeitungsstrategie	26
5.5	Trainingspensum und -anleitung	28
6	**UNTERTEST: FIGUREN LERNEN**	34
6.1	Allgemeines und Aufbau	34
6.2	Bearbeitungsstrategie	35
6.3	Weitere Bearbeitungstipps	37
6.4	Zusatzstrategie Eckentrick	39
6.5	Trainingspensum und -anleitung	40
6.6	Übungsaufgaben	41

7 UNTERTEST: FAKTEN LERNEN 44

7.1 Allgemeines und Aufbau 44

7.2 Bearbeitungsstrategie 45

7.3 Weitere Bearbeitungstipps 48

7.4 Trainingspensum und -anleitung 50

7.5 Übungsaufgaben 51

8 UNTERTEST: TABELLEN UND DIAGRAMME 54

8.1 Allgemeines und Aufbau 54

8.2 Bearbeitungsstrategie 54

8.3 Zu welchen Diagrammtypen werden häufig Fragen gestellt? 55

8.4 Absolute und relative Angaben 56

8.5 Prozent und Prozentpunkt 57

8.6 Säulendiagramme 59

8.7 Kurvendiagramme und Kurvenzüge 60

8.8 Weitere Bearbeitungstipps 65

8.9 Trainingspensum und -anleitung 67

9 UNTERTEST: PLANEN UND ORGANISIEREN 70

9.1 Allgemeines und Aufbau 70

9.2 Bearbeitungstipps 70

9.3 Trainingspensum 71

9.4 Übungsaufgaben 72

9.5 Musterlösungen zu den Übungsaufgaben 79

9.6 Musterlösungen zur EMS Test Info 84

10 UNTERTEST: MUSTER ZUORDNEN 92

10.1 Allgemeines und Aufbau 92

10.2 Bearbeitungsstrategie 93

10.3 Trainingspensum und Anleitung 97

10.4 Übungsaufgaben 98

11 UNTERTEST: SCHLAUCHFIGUREN...106

11.1 Allgemeines und Aufbau 106

11.2 Bearbeitungsstrategie...112

11.3 Bearbeitungstipps 120

11.4 Trainingspensum und -anleitung 121

11.5 Übungsaufgaben 123

12 UNTERTEST: TEXTVERSTÄNDNIS 132

12.1 Allgemeines und Aufbau 132

12.2 Bearbeitungsstrategie...135

12.3 Trainingspensum und -anleitung 146

12.4 Übungsaufgaben 147

13 UNTERTEST: MEDIZINISCH-NATURWISSENSCHAFTLICHES GRUNDVERSTÄNDNIS 154

13.1 Allgemeines und Aufbau 154

13.2 Bearbeitungstipps 154

13.3 Beispielaufgaben 155

13.4 Trainingspensum und -anleitung 163

13.5 Übungsaufgaben 164

14 ALLGEMEINE TIPPS UND RATSCHLÄGE ZUM TMS UND EMS.....................170

14.1 Positiv denken!...170

14.2 Selbstmotivation..170

14.3 Entspannungsübungen...171

14.4 Allgemeine Ratschläge 174

ANHANG...177

15 LÖSUNGEN 178

16 BUCHEMPFEHLUNGEN..180

16.1 Originalaufgaben 180

16.2 Übungsmaterial zu den einzelnen Untertests..181

16.3 Vorbereitungsseminare 182

17 LITERATURVERZEICHNIS 183

18 ABBILDUNGSVERZEICHNIS 184

EINLEITUNG

2 AUFBAU DES TMS UND EMS LEITFADEN

Dieser Leitfaden behandelt neun von zehn Untertests des EMS und acht von neun Untertests des TMS. Einzig der Untertest *Quantitative und formale Probleme* kann hier aus Gründen des Buchumfangs nicht besprochen werden. Hierfür verweisen wir auf unser Buch *Mathe-Leitfaden für den TMS und EMS*, in dem die Lösungsstrategien zu diesem Untertest ausführlich erklärt werden und 218 Übungsaufgaben zum Einstudieren der vorgestellten Strategien zur Verfügung stehen.

Dieser Leitfaden behandelt den Aufbau des TMS und EMS, gibt Ratschläge zur gezielten Vorbereitung und detaillierte Informationen zu den Untertests *Konzentriertes und sorgfältiges Arbeiten, Fakten lernen, Figuren lernen, Tabellen und Diagramme, Planen und Organisieren, Muster zuordnen, Schlauchfiguren, Textverständnis* und *medizinisch naturwissenschaftliches Grundverständnis*. Darüber hinaus werden Auskünfte gegeben, wie man typische Anfängerfehler im TMS und EMS vermeidet und wie man sich psychologisch auf den Test vorbereiten kann. Weiterführende Buchempfehlungen zum strukturierten Vertiefen der Vorbereitung am Ende dieses Leitfadens runden das Werk ab.

Die Lösungsstrategien in diesem Buch werden anhand von anschaulichen Beispielaufgaben erklärt und anschließend durch die Bearbeitung der zusätzlichen Übungsaufgaben gefestigt. Zusätzlich zu unseren Übungsbüchern empfehlen wir in jedem Fall den Kauf der beiden TMS Originalversionen **Test für medizinische Studiengänge I – Originalversion I des TMS** ISBN: 380172168X und **Test für medizinische Studiengänge II – Originalversion II des TMS** ISBN: 3801721698, da diese Bücher das einzige veröffentlichte Übungsmaterial des Testherstellers darstellen. Hierbei muss man allerdings erwähnen, dass sich das Anspruchslevel in den letzten Jahren deutlich erhöht hat und die Aufgaben in den veröffentlichten Originalversionen inzwischen tendenziell "zu leicht" sind.

KORREKTUREN, NEUIGKEITEN, LOB UND KRITIK

Leider kommt es trotz intensiver Bemühungen hin und wieder zu kleinen Fehlern. Daher haben wir zu jedem Buch eine Seite auf unserer Homepage eingerichtet auf der Du alle Korrekturen zur aktuellen Auflage findest. Falls Dir ein Fehler auffällt, der dort noch nicht korrigiert ist, teile uns diesen bitte per Mail an **buecher@medgurus.de** mit oder poste ihn direkt auf der Seite. Zudem veröffentlichen wir hier auch aktuelle Änderungen und Informationen zum TMS und EMS. Folge einfach dem nebenstehenden QR-Link.

Wir freuen uns über jegliche Art von Kritik, die uns hilft unsere Bücher weiter zu verbessern. Darum wäre es toll, wenn Du uns Deine Meinung zu diesem Buch mitteilst. Schicke dazu einfach eine E-Mail an **buecher@medgurus.de**. Danke für Deine Hilfe!

3 AUFBAU DES TMS UND EMS

Der TMS ist das Aufnahmeverfahren für MedizinstudentInnen in Deutschland und wird von zahlreichen Universitäten abgehalten, der EMS ist das entsprechende Aufnahmeverfahren für MedizinstudentInnen in der Schweiz. In den Jahren 2006 bis 2012 wurde zudem der EMS an den medizinischen Universitäten Innsbruck und Wien als Zulassungsverfahren durchgeführt.

Der EMS bzw. TMS ist eine Mischung aus Intelligenz- und Fähigkeitentest, d.h. zum einen, dass eine gewisse Grundbegabung für diese Art von Test bestehen kann. Darüber hinaus ist dieser Test jedoch außerordentlich gut trainierbar und eine gezielte Vorbereitung führt in jedem Fall zu einem besseren Ergebnis. Diese Kombination ist absichtlich so konstruiert worden, um einerseits die Motivation und andererseits eine gewisse intellektuelle Grundvoraussetzung für den Studiengang überprüfen zu können. Von Seiten der Testhersteller ist daher auch eine Vorbereitung auf den Test ausdrücklich erwünscht.

Wie bereits erwähnt setzt sich der TMS aus neun und der EMS aus zehn Untertests zusammen, die verschiedene kognitive Fertigkeiten überprüfen. Unter anderem werden schlussfolgerndes Denken, Merkfähigkeit und visuelle Fähigkeiten getestet.

Eine Wissensvorbereitung ist für den Test nicht notwendig, da in jeder Aufgabe alle Informationen zur Bearbeitung genannt werden.

Für **jede richtig gelöste Aufgabe wird ein Punkt** vergeben, unabhängig davon, wie schwer die Aufgabe an sich war. Die Aufgaben sind teilweise **nach empirisch ermitteltem Schwierigkeitsgrad geordnet.** Tendenziell werden zuerst die leichten, dann die mittelschweren und am Ende des jeweiligen Untertests die schweren Aufgaben gestellt. Hierauf kann man sich aber nicht zu 100% verlassen, zumal die Einschätzung des Schweregrades sehr subjektiv ist. Bei manchen Untertests empfiehlt es sich aber die vorgegebene Reihenfolge der Aufgaben einzuhalten. Wir werden darauf bei der Besprechung der einzelnen Untertests gesondert hinweisen. Der Test ist so konstruiert, dass in der Bearbeitungszeit nur ca. 50 % der Aufgaben bearbeitet werden können. Jedoch lässt sich durch ausdauerndes und regelmäßiges Training der Anteil an bearbeiteten Aufgaben definitiv erhöhen.

Die Abhaltung des Tests gliedert sich in einen Vormittags- und einen Nachmittagsteil, der durch eine Pause von einer Stunde unterbrochen wird. Zwischen den Untertests gibt es keine Pausen, sondern es wird direkt weitergearbeitet. Daher stellen nicht nur die Aufgaben an sich, sondern vor allem auch der permanente Zeitdruck die Probanden im TMS und EMS vor eine große Herausforderung.

Welche Untertests gibt es im TMS bzw. EMS?

Die Abfolge der Untertests im EMS und TMS ist festgelegt und unterscheidet sich im TMS deutlich von der im EMS. Darüber hinaus kommt der Untertest *Planen und Organisieren* nur im EMS vor.

Im TMS werden insgesamt 204 Punkte vergeben, von denen jedoch nur 178 Punkte in die Auswertung eingehen. Die verbleibenden 26 Punkte gehören zu Einstreuaufgaben, die nicht gewertet werden und dem Testhersteller zur Erprobung neuer Aufgaben dienen.

Beim EMS werden insgesamt 198 Punkte vergeben, die ohne Abzüge in die Auswertung eingehen.

1. Aufbau des TMS[1]

Untertest	Aufgabenzahl	Zeitvorgabe	Maximale Punktzahl	Gewertete Punktzahl
Muster zuordnen	24	22 Minuten	24	20
Medizinisch-naturwissenschaftliches Grundverständnis	24	60 Minuten	24	20
Schlauchfiguren	24	15 Minuten	24	20
Quantitative und formale Probleme	24	60 Minuten	24	20
Konzentriertes und sorgfältiges Arbeiten	1600 Zeichen	8 Minuten	20	20
1 Stunde Mittagspause				
Figuren lernen Fakten lernen (Einprägephase)	20 Figuren 15 Patienten	4 Minuten 6 Minuten		
Textverständnis	24	60 Minuten	24	18
Figuren lernen Fakten lernen (Reproduktionsphase)	20 20	5 Minuten 7 Minuten	20 20	20 20
Diagramme und Tabellen	24	60 Minuten	24	20
TMS gesamt	184 + 1600 Zeichen	ca. 6 Stunden	204	178

---

1   Vgl. Informationsbroschüre. Test für medizinische Studiengänge TMS 2008. 2007. S. 3.

2. Aufbau des EMS[2]

Untertest	Aufgabenzahl	Zeitvorgabe	Gewertete Punktzahl
Quantitative und formale Probleme	20	50 Minuten	20
Schlauchfiguren	20	12 Minuten	20
Textverständnis	18	45 Minuten	18
Planen und Organisieren	20	60 Minuten	20
Konzentriertes und sorgfältiges Arbeiten	1600 Zeichen	8 Minuten	20
1 Stunde Mittagspause			
Figuren lernen (Einprägephase) Fakten lernen (Einprägephase)	20 Figuren 15 Patienten	4 Minuten 6 Minuten	
Medizinisch-naturwissen-schaftliches Grundverständnis	20	50 Minuten	20
Figuren lernen (Reproduktion) Fakten lernen (Reproduktion)	20 20	5 Minuten 7 Minuten	20 20
Muster zuordnen	20	18 Minuten	20
Diagramme und Tabellen	20	50 Minuten	20
EMS gesamt	178 + 1600 Zeichen	ca. 6 Stunden	198

---

2.   Vgl. Test Info´07. Version A. Eignungstest für das Medizinstudium (EMS). 2007. S. 6.

4 VORBEREITUNG AUF DEN TMS UND EMS

4.1 WELCHE UNTERTESTS LASSEN SICH BESONDERS GUT TRAINIEREN?

Generell gilt festzuhalten, dass man sich auf jeden Untertest gut vorbereiten kann, allerdings unterscheiden sich die Untertests hinsichtlich ihrer Trainierbarkeit insofern voneinander, als dass man bei manchen Untertests mit einer besonders schnellen Leistungssteigerung rechnen kann. Laut der Trainingsstudie von Deter (1982) hängt die Dauer einer Verbesserung von der Faktorenstruktur des Tests ab. Liegt die Gewichtung mehr auf der Komponente „visuelle Fähigkeiten" ist eine besonders schnelle Trainierbarkeit zu erwarten. In Untertests, bei denen „Schlussfolgerndes Denken" geprüft wird, sind Verbesserungen nur mit regelmäßigem Training zu erreichen. Grundsätzlich sollte eine Vorbereitung daher alle Untertests einschließen, falls man jedoch kaum Zeit zur Verfügung hat sollte man die Priorität natürlich auf die Untertests legen, die eine besonders schnelle und ausgeprägte Verbesserung erwarten lassen. Die folgende Auflistung ordnet die Untertests danach wie schnell sie sich trainieren lassen.

1. Muster zuordnen
2. Figuren lernen
3. Fakten lernen
4. Schlauchfiguren
5. Konzentriertes und sorgfältiges Arbeiten
6. Textverständnis
7. Quantitative und formale Probleme
8. Medizinisch-naturwissenschaftliches Grundverständnis
9. Diagramme und Tabellen
10. Planen und Organisieren

Die ersten fünf Untertests sind dabei derart gut und schnell trainierbar, dass hier mit wenig Übungsaufwand die vollen 100 % der Aufgaben in der gegebenen Zeit bearbeitbar sind und die maximale Punktzahl erreichbar ist. Doch falls man mehrere Wochen Zeit zur Vorbereitung hat, kann man auch in Untertests wie *Textverständnis*, *Quantitative und formale Probleme* und *Medizinisch-naturwissenschaftliches Grundverständnis* sein Ergebnis deutlich verbessern. Und gerade bei diesen anspruchsvolleren Untertests kann man sich in seinem Ergebnis von der breiten Masse abheben, da diese Untertests häufig nur sehr schlecht vorbereitet werden.

Es bleibt also festzuhalten, dass durch Übung in jedem Untertest ein Leistungszuwachs zu erwarten ist, man die Vorbereitung allerdings an die zeitlichen Rahmenbedingungen anpassen sollte.

4.2 WELCHEN PUNKTEWERT MUSS MAN FÜR EINEN STUDIENPLATZ ERREICHEN?

Die Anzahl der Punkte, die für einen Studienplatz nötig sind, hängt naturgemäß von der Anzahl der BewerberInnen ab. Je mehr BewerberInnen, desto mehr Punkte muss man erreichen, um einen Studienplatz zu erreichen. Die dargestellten Mindestpunktzahlwerte sind von uns empirisch ermittelt und repräsentieren keine offiziellen Zahlen. Die Angaben sind daher ohne Gewähr. Allerdings ist zu beachten, dass jedes Jahr auch Personen durch das Nachrückverfahren zugelassen werden, bei denen die Punktzahl unter den genannten Punktwerten liegt, da zugelassene Studenten mit einer höheren Punktezahl ihren Studienplatz nicht wahrnehmen konnten oder wollten.

Tabelle 1. Punkteanzahl TMS Deutschland

Jahr	Maximalpunktzahl	1-10% Beste	11-30% Beste
2012	178 P	> 124 P	> 105 P
2013	178 P	> 129 P	> 109 P
2014	178 P	> 122 P	> 105 P
2015	178 P	> 126 P	> 110 P

Tabelle 2. Punkteanzahl EMS Österreich

Jahr	Maximalpunktzahl	AT – Quote männlich	AT – Quote weiblich	EU – Quote männlich	EU – Quote weiblich
2012	198 P	138 P	129 P	> 149 P	142 - 149 P

Tabelle 3. Punkteanzahl EMS Schweiz

Jahr	Maximalpunktzahl	CH – Quote
2012	198 P	139 P
2013	198 P	139 P
2014	198 P	140 P
2015	198 P	141 P

Das heißt bei einer theoretischen Maximalpunktzahl von 178 bzw. 198 Punkten muss man etwa 70 Prozent der Aufgaben richtig lösen um unter die besten 10 Prozent zu kommen bzw. sich einen Studienplatz zu sichern. Nun stellt sich natürlich die Frage, wie man dieses Ziel am besten erreicht?

Wir empfehlen daher anfangs den Übungsschwerpunkt auf die oben genannten fünf schnell trainierbaren Untertests zu legen, im weiteren Verlauf jedoch auf jeden Fall die verblieben Untertests kontinuierlich zu verbessern, da diese – wie bereits erwähnt – von den meisten Teilnehmern nicht gut vorbereitet werden.

Unsere Erfahrungen in den letzten Jahren haben uns dabei gezeigt, dass es durchaus realistisch ist durch eine effiziente Vorbereitung bei den fünf schnell trainierbaren Untertests die volle Punktzahl zu erzielen. Das entspricht beim EMS und TMS in Summe einer Anzahl von 100 gewerteten Punkten. Damit fehlen einem nur noch 30 bis 40 Punkte, die man in den weiteren fünf (beim EMS) bzw. vier (beim TMS) Untertests erreichen muss. D.h. in den restlichen Untertests müssen nur noch ca. 50 Prozent der Aufgaben richtig gelöst werden. Und durch eine gezielte Vorbereitung sind diese 50 Prozent in jedem Fall zu erreichen.

Der EMS bzw. TMS ist kein Zauberkunststück, sondern mit einer gezielten Vorbereitung **eine machbare Herausforderung.** Ein motiviertes Training zahlt sich in jedem Fall aus und wird Dir helfen Deine eigene Bestleistung am Testtag abzurufen.

Zudem raten wir davon ab, anhand von Anmeldezahlen die eigenen Chancen auf einen Studienplatz runterzurechnen. Das ist keine gute Motivation. Viel eher solltest Du auf Dich und Deine Fähigkeiten vertrauen und den Test als eine Chance wahrnehmen. Zur Aufmunterung kann noch gesagt werden, dass ein Teil der angemeldeten Personen nicht zum Test erscheinen wird, ein weiterer Teil räumt bereits zur Mittagspause den Platz und ein großer Teil der Teilnehmer tritt ohne jegliche Vorbereitung am Testtag an. Lass Dich also nicht von den absoluten Anmeldezahlen entmutigen. Mit einer guten Vorbereitung stichst Du diese unvorbereiteten BewerberInnen definitiv aus. Du musst nur an Dich glauben!

4.3 WIE VIEL ZEIT SOLLTE MAN IN DIE VORBEREITUNG INVESTIEREN?

Das ZTD – Zentrum für Testentwicklung und Diagnostik (ZTD), das den EMS Test für die Schweiz entwickelt, erstellt jährlich zur Auswertung des EMS Studien um die Frage nach dem optimalen Vorbereitungsaufwand und der optimalen Vorbereitungsart beantworten zu können. Dabei decken sich die Ergebnisse der Studie aus dem Jahr 2014 mit denen der vergangenen Jahre.

Welche Erkenntnisse konnten aus den Studien 2014 und den Jahren zuvor gewonnen werden?

„**Eine Vorbereitung auf den EMS ist notwendig.** Ohne Vorbereitung oder mit zu wenig Vorbereitung erreicht man nachweislich geringere Testleistungen und hat geringere Zulassungschancen." (Freiburg, Vorbereitungsreport 2005 und 2014. Vorbereitung auf den EMS – was und wie viel ist richtig?, 2005) Aber „Unterschiede bestehen darin, wann sich dieses **stabile Niveau** einstellt. Es gibt Personen, die einen etwas größeren Vorbereitungsaufwand betreiben müssen, um ihr Optimum zu erzielen, während andere dies schneller erreichen." (Freiburg, Vorbereitungsreport 2005. Vorbereitung auf den EMS – was und wie viel ist richtig?, 2005, S. 9)

In Bezug auf die Frage, wie viel Zeit für die Vorbereitung aufgebracht werden sollte, kam man zu folgendem Ergebnis. Das Ergebnis verbessert sich je länger die Vorbereitung andauert. Allerdings liegt ein erstes Optimum zwischen 31 und 35 Stunden Vorbereitungzeit. Ab 35 Stunden steigt das Testergebnis zwar weiter an, aber nicht mehr in dem Maße wie zuvor. (Freiburg, Vorbereitungsreport 2014. Vorbereitung auf den EMS 2014) Das heißt, eine exzessive Vorbereitung von mehr als 50 Stunden erhöht die Zulassungswahrscheinlichkeit nur noch gering. Es ist ja auch nachvollziehbar, dass nach der 1000sten Übungsaufgabe zum Konzentrationstest oder der 1000sten Aufgabe zu Tabellen und Diagramme die Lust am Knobeln erschöpft ist. Du solltest es also nicht übertreiben, da Dir sonst die Motivation zum Aufgabenlösen im wirklichen Test fehlen könnte. **Die Wahrheit liegt also zwischen einer Vorbereitungszeit die nicht unter 35 Stunden, aber auch nicht über 50 Stunden liegt.** Wobei es als besonders wichtig gilt sich die Vorbereitung regelmäßig und ausgewogen zu gestalten. Also lieber einen Monat lang an jedem Werktag zwei Stunden investieren, anstatt drei Tage durchzuarbeiten. Kontinuierliches, ausgewogenes Training hält die Motivation und den Leistungslevel konstant hoch.

Ein weiterer interessanter Aspekt wurde bei der Korrelation zwischen Schulnoten und Testergebnissen gefunden. Dafür wurden die Testabsolventen in drei Gruppen eingeteilt: Personen mit weniger gutem, mittlerem und besserem Notendurchschnitt. „Vor allem **Personen mit einem weniger guten Notendurchschnitt** profitieren von einem Vorbereitungsaufwand von 30 Stunden und mehr. [...] Bei der leistungsstärksten Gruppe scheint **spätestens ab 40 Stunden** der Effekt der Vorbereitung ausgereizt zu sein." (Freiburg, Vorbereitungsreport 2005. Vorbereitung auf den EMS – was und wie viel ist richtig?, 2005, S. 3) Was jedoch bei der Beschreibung der Grafik etwas unter den Tisch fällt, ist, dass bei einem Vorbereitungsaufwand bis 35 Stunden sowohl die Personen mit weniger gutem, als auch die Personen mit mittlerem und besserem Notendurchschnitt den genau gleichen Testwert erreichen! D.h. eine schlechte Matura/Abitur stellt kein Hindernis für ein gutes TMS bzw. EMS Ergebnis dar. Zusammenfassend kann also eine Vorbereitungszeit zwischen 35 und 50 Stunden empfohlen werden, in Abhängigkeit von den eigenen Ressourcen. **Wir empfehlen eine möglichst konstante Vorbereitung von mind. 5 Wochen, wobei 5 Tage die Woche á 2 Stunden trainiert werden sollte.**

4.4   IST EINE VORBEREITUNG IN DER GRUPPE EINER SELBSTSTÄNDIGEN VORBEREITUNG VORZUZIEHEN?

Das ZTD gibt hierzu folgende Empfehlung: „Die **gemeinsame Vorbereitung** scheint einer nur selbstständigen Vorbereitung etwas überlegen zu sein – vor allem, wenn die schulischen Leistungen etwas schlechter sind." Wir schließen uns dieser Empfehlung in vollem Umfang an und können aus eigener Erfahrung die Vorbereitung in einer Gruppe nur unterstützen. Eine Gruppe von 2-3 Personen ist dafür ideal. Dadurch wird die Vorbereitung nicht nur gründlicher, sondern macht v.a. auch mehr Spaß und motiviert. Bereits gemeinsam nebeneinander still zu lernen ist unerwartet motivierend. Um Dir die Suche nach Gruppenpartnern zu vereinfachen, haben wir auf *facebook* folgende Gruppe eröffnet: "TMS - Test für medizinische Studiengänge". Hier kannst Du Dich mit anderen Teilnehmern austauschen.

4.5   IST EIN PROBETEST EMPFEHLENSWERT?

Diese Frage ist mit einem klaren JA zu beantworten. Das ZTD spricht sich ebenso klar dafür aus: „Ein sehr wichtiges Übungselement ist die Durchführung der **veröffentlichten Originalversion unter echten Zeitbedingungen** – dies bringt den meisten Leistungszuwachs." (Freiburg, Vorbereitungsreport 2005. Vorbereitung auf den EMS – was und wie viel ist richtig?, 2005, S. 9) Wir empfehlen daher die Durchführung eines Probetests, nachdem Du Dich bereits eine gewisse Zeit vorbereitet hast und die Strategien zur Aufgabenbewältigung verinnerlichen konntest. Ein guter Zeitpunkt dafür wäre demnach etwa zwei bis drei Wochen nach Beginn der Vorbereitung. Somit weißt Du, wo es noch Verbesserungsbedarf gibt und hast noch ausreichend Zeit, diesem Rechnung zu tragen. Eine wiederholte Durchführung der Originalversion sehen wir kritisch, da die Aufgaben ja bereits bekannt sind und die Lösung dementsprechend vereinfacht ist. Man kann hierzu auch bei kommerziellen Anbietern einen Probetest schreiben, der zwar alles andere als preiswert, aber dennoch empfehlenswert ist. Aber keine Sorge, denn seit 2015 bieten wir realistische Probetests zu den gewohnt fairen Preisen in Buchform für Dich anbieten. Aktuelle Informationen hierzu findest du auf unserer Website **www.medgurus.de** und im **Kapitel Buchempfehlungen**.

4.6 WIE REGELMÄSSIG SOLLTEN DIE EINZELNEN UNTER-TESTS TRAINIERT WERDEN?

Für eine gründliche Vorbereitung ist es notwendig, das Trainingspensum für jeden Untertest strukturiert in einem Lernplan festzuhalten und kontinuierlich über mehrere Wochen zu trainieren.

4.6.1 DER LERNPLAN

Es ist sehr wichtig sich zu Beginn einen Überblick über den Lernstoff zu verschaffen und in der Folge einen Lernplan aufzustellen, den man in Wochen- und Tagespläne aufteilt und in dem man klare Etappenziele formuliert. Im Folgenden wollen wir Dir zeigen wie ein solcher Lernplan aussehen könnte, und wie Du Dir Deinen individuellen Lernplan zusammenstellen kannst. Praktisch ist es, wenn Du die Planung an einem großen Terminkalender durchführst und als erstes alle wichtigen Termine (Prüfungstag, Ferien, Events, Anreise etc.) darauf einträgst. Zudem ist es wichtig dass Du einen Zeitpuffer von einer Woche am Ende Deiner Vorbereitung für unvorhersehbare Ereignisse, wie beispielsweise Krankheit, Fehlplanung oder ähnliches, einplanst. Vergiss auch nicht, dass am letzten Tag vor dem Test nicht mehr trainiert, sondern nur noch entspannt wird.

Als zweites sollte der Übersichtsplan erstellt werden. Du teilst Dir dazu die fünf Wochen ein und hältst für jede Woche fest, welche Untertests an welchem Tag geübt werden sollen. Dabei sollte kein Untertest ausgelassen werden. Eine fünfwöchige, konstante Vorbereitungszeit ist für die fünf schnell trainierbaren Untertests mehr als ausreichend. Hingegen sollten die anspruchsvolleren Untertests, bei denen eine Leistungssteigerung nur allmählich eintritt, möglichst früh begonnen und bei Unsicherheiten mehr als fünf Wochen trainiert werden.

Das heißt *Quantitative und formale Probleme, Textverständnis, Med. nat. Grundverständnis, Tabellen und Diagramme und Planen und Organisieren* müssen möglichst lange und ausdauernd trainiert werden, wohingegen bei den schnell trainierbaren Untertest ein intensiver Wochenblock zu Beginn der Vorbereitung meist ausreichend ist um eine hohes Leistungsniveau zu erreichen, sodass man dieses in der Folge nur noch konstant halten muss. Hast Du jedoch weniger Zeit als fünf Wochen zur Vorbereitung, empfiehlt es sich zuerst darauf zu konzentrieren die fünf schnell trainierbaren Untertests einzustudieren und erst danach Schritt für Schritt die verbliebenen Untertests zu trainieren.

Als dritten Schritt folgt jetzt die Tagesplanung, bei der genau festgelegt wird, was Du für den nächsten Tag durchnehmen möchtest. D.h. Du hältst jeden Tag für den nächsten Tag schwarz auf weiß fest, welches Kapitel, welche Seiten, welches Thema geübt werden soll. Ebenso solltest Du für den kommenden Tag neben der genauen Arbeit auch die Erholung festsetzen. Wichtig ist, dass Du jeden Tag die zwei Stunden Training einhältst und Dir ein realistisches Ziel für jeden Tag setzt, das Dich nicht überfordert. Das Gefühl, mit dem Trainingspensum nicht Schritt halten zu können, frustriert und demotiviert. Nach Erledigung einer jeden "Tagesdosis" ist es ein gutes Gefühl, dieses auf dem Terminplaner durchzustreichen und Dich selber dafür zu loben. Mit gutem Gewissen darfst Du dann auch etwas für Dein eigenes Vergnügen tun. Dieses Aufteilen und vorausplanen hat einen enormen psychologischen Effekt. Man hat das Gefühl, die Sache unter Kontrolle zu haben, was Beruhigung und Zufriedenheit erzeugt. Ohne Planung hat man meist ein schlechtes Gewissen, wenn man nicht lernt, da man keinen Überblick über den Stoffumfang hat. Eine Einteilung des Lernstoffes dient daher Deinem eigenen Wohlbefinden.

Für ein effektiveres Training eignet es sich zudem auch festzustellen, zu welcher Tageszeit die Konzentration und das Aufnahmevermögen maximal sind. Morgens, nachmittags, abends, nachts? Es ist wenig hilfreich, wenn Du Dich zwingst Dir etwas zu merken zu wollen, während Du gleichzeitig schlapp und müde bist. Es dauert dadurch nicht nur länger etwas zu verstehen, sondern Du merkst es Dir auch schlechter. Der Eindruck nicht voranzukommen und die Qual mit der Müdigkeit zu kämpfen, bringt nur eines: Frustration. Und genau die sollte vermieden werden. Günstig ist es z.B. über eine Woche hinweg Dich selbst zu beobachten und niederzuschreiben, zu welcher Uhrzeit Du geistig besonders aufnahmefähig bist. Du kannst dazu Deine Aufnahmefähigkeit z.B. anhand einer Punkteskala von 1 bis 5 bewerten. 1 steht für optimal aufnahmefähig, 5 für müde, unkonzentriert und schlecht aufnahmefähig.

Auch ein geregelter Arbeitstag mit festen Arbeitszeiten ist günstig, da jede Umstellung Energie kostet. In der Regel schafft man es, sich pro Tag ca. zwei Stunden voll konzentrieren zu können. Es gilt zwar Deine Konzentrationsfähigkeit zu steigern, Dich aber nicht damit zu überfordern. Daher sind Pausen ein essentieller Bestandteil einer jeden Lerneinheit, da sie die Leistungsfähigkeit steigern. Die Dauer der Pausen sollte im Vorfeld fixiert werden (z.B. 15 min). Die Pausenaktivität sollte sich von der Lerntätigkeit unterscheiden. Zu vermeiden sind jedoch spannende Pausenaktivitäten, wie z.B. ein Computerspiel zu spielen. Während der Pause solltest Du vom Arbeitsplatz aufstehen und den Platz wechseln. Obwohl es ohnehin manchmal unvermeidlich ist, Hobbies, sportliche Aktivitäten und andere Zeitvertreibe einzuschränken, so soll man jedoch nie ganz darauf verzichten! Man lernt sehr viel effektiver, wenn für Ausgleich gesorgt ist.

Im Folgenden ist eine tabellarische Auflistung des Lernpensums für jeden einzelnen Untertest dargestellt, um Dir die zeitliche Einteilung und Schwerpunktsetzung zu vereinfachen. Bei den fünf schnell trainierbaren Untertests, kann das Trainingspensum nach anfänglichem Intensivprogramm reduziert werden, da man dann nur noch das hohe Leistungslevel halten muss. Bei den restlichen Untertests sollte der Trainingsumfang konstant hoch gehalten werden.

Tabelle 4. Lernpensum EMS/TMS

Untertest	Lerneinheiten	Zeitaufwand	Anmerkungen
Figuren und Fakten lernen	4 x pro Woche	30 Min.	Erst ohne Zeitbegrenzung, dann unter steigendem Zeitdruck; Beide Tests immer in Kombination trainieren; Bis max. drei Tage vor EMS/TMS trainieren.
Muster zuordnen	3 x pro Woche	30 Min.	Erst ohne Zeitbegrenzung, dann unter Zeitdruck
Schlauchfiguren	3 x pro Woche	30 Min.	Erst ohne Zeitbegrenzung, dann unter Zeitdruck.
Konzentrationstest	4 x pro Woche	10 Min.	Immer mit Stoppuhr; Alle zwei Tage Testvariante wechseln. Regelmäßig Test auswerten; Bis max. zwei Tage vor EMS/TMS trainieren.
Quantitative und formale Probleme	3 x pro Woche	60 Min.	Erster Test ohne Zeitdruck, danach 2 x pro Woche ein kompletter Untertest unter Zeitdruck; Zudem 1 x pro Woche eine Stunde Mathe Basiswissen; Falsch gelöste Aufgaben nachbearbeiten.
Textverständnis	4 x pro Woche	30 Min.	Ein Text inkl. Fragen unter Zeitdruck; Fehler nachbearbeiten.
Medizinisch-naturwissenschaftliches Grundverständnis	2 x pro Woche	60 Min.	Mindestens 12 Texte inkl. Fragen; Fehler nachbearbeiten.
Diagramme und Tabellen	2 x pro Woche	30 Min.	Erst Grundwissen erarbeiten und Originalaufgaben lösen. Danach Bearbeitung zusätzlicher Übungsaufgaben.
Planen und Organisieren (nur im EMS)	2 x pro Woche	30 Min.	Bearbeitung der Aufgaben ohne Zeitdruck.

4.7   DIE TESTDURCHFÜHRUNG

Der TMS und EMS Test wird nach strengen Regeln durchgeführt. Es wird empfohlen für den Test einen Kugelschreiber, einige Farbmarker und einen dunklen Fineliner für die Bearbeitung des Konzentrationstests mitzubringen. Darüber hinaus sollte eine Uhr (ohne Taschenrechnerfunktion), Ohropax, Traubenzucker, eine Brotzeit und Getränke mitgebracht werden. Nicht zugelassen sind alle anderen Hilfsmittel wie Bücher, Mobiltelefone, Lineale, Kameras etc. Wir empfehlen diesen Probetest jedoch mit einem Bleistift zu bearbeiten, um anschließend das Material zu Übungszwecken erneut verwenden zu können.

Detaillierter Ablauf des TMS und EMS

Teststart ist morgens um 9:00 Uhr und Ende gegen ca. 17:00 Uhr. Der Test gliedert sich in einen Vormittags- und einen Nachmittagsteil, der durch eine einstündige Mittagspause unterbrochen wird.

Nach der Begrüßung werden um ca. 9:15 Uhr folgende Unterlagen ausgeteilt:
- ✓ Aufgabenheft Teil A (Vormittag)
- ✓ Antwortbogen Teil A (Vormittag)
- ✓ Konzeptpapier A3

Nach der Durchführung des Untertests **Quantitative und formale Probleme** im TMS bzw. **Planen und Organisieren** im EMS werden alle Unterlagen wieder eingesammelt. Es folgt der Untertest **Konzentriertes und sorgfältiges Arbeiten**, der jetzt ausgeteilt wird.

WICHTIG! Das Bearbeiten des Tests darf erst begonnen werden, wenn der Testleiter das Signal dazu gibt. Wird eher mit der Bearbeitung begonnen, führt das zum Ausschluss vom TMS bzw. EMS.

Im Anschluss wird der Test wieder eingesammelt und es folgt eine einstündige Mittagspause. Nach der Mittagspause wird das **Lernheft** zum Gedächtnistest ausgeteilt.

WICHTIG! Es ist nicht erlaubt sich Notizen jeglicher Art bei diesem Untertest zu machen, weshalb alle Stifte vom Tisch geräumt werden müssen. In der Reproduktionsphase von Notizen abzuschreiben, die unbemerkt gemacht wurden, führt zum sofortigen Ausschluss vom TMS.

Nach dem Einprägen der Figuren und Fakten erfolgt das Einsammeln der **Lernhefte**.

Als nächstes werden folgende Unterlagen ausgeteilt:
- ✓ Aufgabenheft Teil B (Nachmittag)
- ✓ Antwortbogen Teil B (Nachmittag)
- ✓ Konzeptpapier A3

WICHTIG! Bitte trage auf allen Unterlagen Deinen Namen ein. Im Aufgabenheft und auf dem Konzeptpapier darf man sich Notizen machen, wichtige Informationen unterstreichen und kleine Skizzen anfertigen. Der Antwortbogen muss äußerst pfleglich behandelt werden. Notizen oder Anmerkungen sind auf dem Antwortbogen nicht erlaubt.

Da alle Testteilnehmer die gleiche Zeit zur Verfügung gestellt bekommen sollen, darf die Bearbeitung des Aufgabenhefts erst begonnen werden, wenn der Testleiter das Signal zum Starten gegeben hat. Zwischen den einzelnen Untertests darf keine Pause gemacht werden. Für jeden Untertest steht nur eine genau definierte Bearbeitungszeit zur Verfügung. Nach dem Ablauf der Bearbeitungszeit gibt der Testleiter das Signal zum nächsten Untertest umzublättern. Es darf dann nicht mehr zurückgeblättert werden. Das Zurückblättern kann zum Ausschluss vom TMS bzw. EMS führen.

Alle Antworten müssen sofort auf den Antwortbogen übertragen werden, da nur die Markierungen auf dem Antwortbogen in die Wertung eingehen und man nach dem Ende eines Untertests keine Möglichkeit mehr hat, die Antworten aus dem Fragenheft auf den Antwortbogen zu übertragen.

4.8 DIE BEARBEITUNG DES ANTWORTBOGENS

Wie markiert man richtig? Grundsätzlich gilt, wie oben beschrieben, dass jede Antwort direkt auf den Antwortbogen übertragen werden sollte.

Achte darauf auf dem Antwortbogen sorgfältig und sauber die Kästchen zu markieren. Im Optimalfall sollte deine Markierung dann wie folgt aussehen:

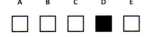

Falls Du eine falsch markierte Antwort korrigieren willst, musst Du die falsche Antwort umkringeln und das Kästchen der richtigen Antwort ausfüllen.

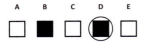

Falls Du erneut deine Antwort korrigieren willst, umkringelst Du die falsche Antwort und schreibst neben die richtige Antwort den Antwortbuchstaben.

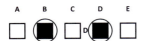

4.9 WAS SIND DIE NÄCHSTEN SCHRITTE?

Als **ersten Schritt** empfehlen wir Dir, Dich rechtzeitig mit ausreichend **Übungsmaterial** einzudecken. In der heißen Phase, das heißt einen Monat vor dem TMS bzw. EMS, suchen die meisten nach Übungsmaterial, was bei den Herstellern gerne zu Engpässen und Lieferverzögerungen führt. Der frühe Vogel fängt also den Wurm. Ein Must-have sind die beiden veröffentlichten Originalversionen des TMS I und II der ITB Consulting GmbH (siehe Literaturverzeichnis). Eine Reihe empfohlener und getesteter Übungsbücher findest Du am Ende des Buches. Eine günstige Alternative zu den meist teuren Übungsheften ist die „EMS, TMS, MedAT Tauschbörse". Du findest diese Gruppe auf *facebook* unter **https://www.facebook.com/emstauschboerse.** Hier kannst Du mit ehemaligen Teilnehmern nach freiem Belieben wertvolles Übungsmaterial gegen Naturalien, alte Schuhe oder einen warmen Händedruck tauschen.

Als **zweiten Schritt** raten wir Dir zu der Erstellung eines **Lernplanes**. Ein Lernplan gibt Dir das Gefühl, Herr der Lage zu sein und den Anforderungen zur Vorbereitung zeitgerecht begegnen zu können. Allerdings sollten die Vorgaben natürlich auch umgesetzt werden.

Der **dritte Schritt** könnte für Dich sein, nach einer **Lerngruppe** Ausschau zu halten. Bediene Dich der neuen Medien und betrachte die anderen nicht als Konkurrenz auf dem Weg zum Studienplatz. Versteht Euch viel mehr als Schicksalsgemeinschaft; helft Euch gegenseitig und findet am Ende gemeinsam den Weg zum Ziel.

Der **vierte Schritt** sollte dann das bequeme **Einlesen** in die einzelnen Untertests sein, das Aneignen geeigneter Bearbeitungsstrategien und die **Einübung** anhand der genannten Übungsbeispiele bzw. der Aufgaben der Originalversionen des TMS I und II. Dies sollte vor der eigentlichen Trainingsphase abgeschlossen sein.

Der **fünfte Schritt** ist jetzt, nach zwei bis dreiwöchigem eisernen Training, die Überprüfung des Leistungsfortschritts und die Aufdeckung von evtl. vorhandenen Schwächen im Rahmen eines **TMS bzw. EMS Probetests.** Es empfiehlt sich daher Dir rechtzeitig einen Platz bei den diversen Anbietern zu sichern

Der **sechste Schritt** ist am Tag X mit geschwollener Brust dem TMS bzw. EMS Drachen in die Augen zu schauen und dann, wie Siegfried aus der Nibelungen Saga, die Bestie zu besiegen! Nur Mut! Du kannst das!

UNTERTEST
KONZENTRIERTES
UND SORGFÄLTIGES
ARBEITEN

5 UNTERTEST KONZENTRIERTES UND SORGFÄLTIGES ARBEITEN

5.1 ALLGEMEINES UND AUFBAU

Dieser Untertest zählt zu den schnell trainierbaren Untertests im TMS/EMS und es ist realistisch, hier 18-20 Punkte abzuholen. Du solltest Dich nicht demotivieren lassen, wenn Du es bei den ersten Versuchen nur bis zur 20. Zeile oder weniger schaffst. Das ist ganz normal. Wer hier stetig weiter übt, wird sehen, dass es bei jedem mal wieder ein bisschen weiter geht. Also dranbleiben!

Der Untertest ist aufgebaut aus 40 x 40 Zeilen, d.h. insgesamt 1600 Zeichen. In diesen 1600 Zeichen sind 400 „Richtige" versteckt, die Du in 8 Minuten finden musst. Es empfiehlt sich also bei der Bearbeitung und beim Training, die Zeit immer mit zu stoppen.

Der Aufbau des Tests ist beim EMS wie beim TMS der gleiche. Den Untertest solltest Du mit einem dunklen Filzstift bearbeiten, z.B. schwarzer Stabilo. Du solltest nicht zu dünn oder schwach markieren, da sonst der auslesende Computer diese Zeichen überliest und nicht auswertet. Die Zeichen sind im originalen EMS/TMS rot. Rote Filzstifte sind nicht erlaubt, da sie keinen Kontrast zur Unterlage erzeugen würden.

5.2 MARKIERUNGSREGELN DER LETZTEN JAHRE

Auch die Aufgabenstellung im Konzentrationstest hat sich in den letzten Jahren häufig verändert. In den letztjährigen TMS und EMS Tests mussten sowohl Buchstabenfolgen, Symbolfolgen als auch mathematische Zahlenfolgen (z.B. Summenbildung) bearbeitet werden. Bitte habe Verständnis dafür, dass wir aus urheberrechtlichen Gründen an dieser Stelle keine genaueren Angaben zu den Markierungsregeln der vergangenen Jahre tätigen können.

5.3 ERMITTLUNG DES PUNKTWERTS

Es ist wichtig nicht nur regelmäßig zu kreuzen, sondern auch sein Ergebnis anschließend auszuwerten. Das hat einerseits den Zweck, den Punktewert zu ermitteln und andererseits Deine eigenen Fehlerquellen aufzudecken. Die Korrekturhilfe auf der Rückseite der folgenden Testversionen vereinfacht das Ermitteln der Anzahl der richtig und falsch gekreuzten Zeichen. Du kannst dazu z.B. den Test mit der auf der Rückseite aufgedruckten Korrekturhilfe gegen das Licht halten, um die Markierungen zu sehen. So kannst Du recht einfach überprüfen, welche Zeichen Du richtig, welche Du falsch und welche Du überlesen hast.

Die manuelle Art und Weise der Punktefeststellung funktioniert folgendermaßen: Du zählst zum einen die Anzahl der richtig markierten Zeichen und zum anderen die Anzahl der falsch markierten Zeichen. Du kannst dazu die richtig markierten Zeichen einer Zeile z.B. auf der linke Seite des Tests zusammenzählen und die falsch markierten auf der rechten Seite. Dann setzt Du die Summe der Richtigen und die der Falschen in folgende Bewertungsformel ein (TMS-Koordinationsstelle Universität Heidelberg , 2008):

Test mit 40 Zeichen x 40 Zeilen (1600 Zeichen):
Anzahl der Punkte = (richtige Zeichen minus falsche Zeichen) / 20

Was wird als richtig gewertet?
- ✓ jedes korrekt gekreuzte Zeichen

Was wird als <u>ein</u> Fehler gewertet?
- ✓ jedes falsch gekreuzte Zeichen
- ✓ jedes überlesene Zeichen

Die gesuchte Kombination zum Anstreichen bezieht sich immer nur auf eine Zeile. Das letzte Zeichen einer Zeile bezieht sich also nicht auf das erste Zeichen der nächsten Zeile, sondern die Zeilen sind unabhängig voneinander. Soll jedes q vor einem p gekreuzt werden, so ist ein q am Ende einer Zeile, das vor einem p in der nächsten Zeile steht, nicht zu kreuzen. Das letzte Zeichen in der Zeile ist in diesem Fall also nie zu kreuzen.

Der Test wird bis zum letzten von dir markierten Zeichen in Leserichtung ausgewertet. Als „falsch gekreuzte" Zeichen gelten neben überlesenen und falsch angekreuzten Zeichen auch solche, die die Anstreichregeln verletzen und beispielsweise nicht diagonal, sondern horizontal angekreuzt wurden. Du solltest also beim Anstreichen auch besonders darauf achten den Anweisungen entsprechend anzustreichen und nicht zu schwach oder mit nur einem Punkt zu markieren, da nur Zeichen gewertet werden, die mindestens zu 50 % getroffen wurden.

Falls man ein Zeichen überliest, wird dies ebenfalls als Fehler gewertet, zudem fehlt einem dieses überlesene Zeichen aber auch bei den „richtig angekreuzten" Zeichen. Angenommen Du überliest ein Zeichen, dann kannst Du bei 400 „Richtigen" im Test nur noch maximal 399 erreichen. Da das überlesene Zeichen aber zusätzlich als Fehler gewertet wird, kannst Du nur noch 398 „Richtige" erreichen. Es zählt somit wie ein Doppelfehler. Daher ist es zu vermeiden, Zeichen zu überlesen oder gar ganze Zeilen zu überspringen. Wie Du das vermeidest, ist im folgenden Kapitel **Bearbeitungsstrategie** erklärt. Zeichen, die sich an das letzte von dir markierte Zeichen anschließen, d.h. Zeichen, die man nicht bearbeiten konnte, werden nicht als überlesene Zeichen bzw. als Fehler gewertet. Es sei hier nochmals darauf hingewiesen, dass bei der manuellen Auswertung des Tests ein überlesenes Zeichen nur als <u>ein</u> Fehler zu zählen ist, da durch das Überlesen des Zeichens automatisch ein

„Richtiges" Zeichen fehlt, wodurch in Summe mit dem Fehler zwei „Richtige" von der Maximalzahl der richtig gekreuzten Zeichen abgezogen werden.

Im Originaltest wird die Differenz der richtigen und falschen Zeichen des besten Absolventen als Maßstab für die anderen herangezogen. Die anderen werden sozusagen relativ zum Testergebnis des besten Absolventen gemessen und nicht an der maximal erreichbaren Anzahl richtig zu kreuzender Zeichen. Das heißt, selbst wenn Du es beispielsweise nur bis Zeile 20 schaffen solltest, besteht trotzdem die Möglichkeit die vollen 20 Punkte zu erlangen, vorausgesetzt, dass der beste Absolvent es ebenso nur bis zur Zeile 20 geschafft hat.

5.4   BEARBEITUNGSSTRATEGIE

Es gilt die Art der Bearbeitung zu finden, mit der Du erstens selbst am schnellsten kreuzt, und zweitens weniger Gefahr läufst, eine Zeile zu überspringen. Es gibt drei sinnvolle Möglichkeiten den Untertest zu bearbeiten. Du kannst den Test entweder Zeile für Zeile von **links nach rechts** bearbeiten, im **Schlangenlinienverfahren**, d.h. eine Zeile von links nach rechts und die nächste von rechts nach links zurück usw., oder **nur von rechts nach links** kreuzen. Das Schlangenlinienverfahren bietet den Vorteil, dass Du am Ende jeder Zeile siehst, wo das letzte Zeichen markiert wurde und wo die nächste Zeile anfängt. So kannst Du es also gut vermeiden Zeilen zu überspringen. Aber Achtung! Bei dem Schlangenlinienverfahren solltest Du nach 7,5 Minuten die Kreuzrichtung auf von links nach rechts umstellen. Es besteht nämlich folgende Gefahr: Beginnst Du am Ende der Zeit eine Zeile von rechts zu kreuzen und läuft darauf die Zeit ab, bevor Du die restlichen Zeichen dieser Zeile noch kreuzen konntest, so werden diese fehlenden, überlesenen Zeichen als Fehler ausgewertet. Wer sich also eine Stoppuhr stellt, die nach 7,5 Minuten ein Signal gibt, kann dieses Problem umgehen. Ein leises Signal ist aus Rücksichtnahme gegenüber den anderen Teilnehmern natürlich angebrachter als Mutti´s Eieruhr.

Eine andere Möglichkeit besteht darin, den Test nur **von rechts nach links** zu kreuzen und dann ebenso nach 7,5 Minuten wieder auf von links nach rechts kreuzen umzustellen. Erfahrungsgemäß fällt es rechtsdominanten Personen leichter von rechts nach links und linksdominanten Personen leichter von links nach rechts zu kreuzen. Das liegt einerseits daran, dass man die Zeile besser einsehen kann, da einem der Stift nicht den Blick verdeckt und andererseits daran, dass einem das diagonale Ankreuzen der Zeichen besser von der Hand geht. Um auch hier keine Zeile zu überspringen, ist es hilfreich mit dem Zeigefinger der nicht kreuzenden Hand den Anfang einer Zeile zu markieren.

TIPP! Um die persönliche maximale Kreuzgeschwindigkeit zu erreichen, solltest Du versuchen den Stift beim Markieren nicht mit den Augen zu fixieren sondern davon loszulösen. Das Trainingsmotto lautet also: **Der Blick ist schneller, als der Stift kreuzt.** Während Du ein Zeichen kreuzt, fokussieren Deine Augen bereits das nächste zu kreuzende Zeichen.

TIPP! Als **ersten Schritt** im Training empfiehlt es sich die **Geschwindigkeit** auszubauen. D.h. Du solltest jede Testvariante so lange üben, bis Du auch die 40ste Zeile erreicht hast. Der **zweite Schritt** ist dann die **Genauigkeit**. Nur genaues Kreuzen bringt Punkte. Bei zu schnellem Kreuzen passieren eher Leichtsinnsfehler und man überliest Zeichen. Daher solltest Du im Test selber eher den Schwerpunkt auf die Genauigkeit legen, eine zügige Bearbeitung jedoch nicht außer Acht lassen.

TIPP! Bevor Du mit dem kreuzen beginnst, kann es hilfreich sein Dir eine **visuelle Eselsbrücke** zu bauen. Z.B. könnte die Eselsbrücke bei dem qp–Test (kreuze q vor p) lauten: Stehen die Hälse der Buchstaben nahe beieinander, wird der vorherige Buchstabe gekreuzt. Bei dem Kasten und Linien–Test könnte die Eselsbrücke lauten: Lege ich die zwei aufeinander folgenden Quadrate übereinander und es ergibt ein Quadrat mit zwei parallelen Linien, dann kreuze ich das vorherige Kästchen.

TIPP! Es ist auch zu empfehlen Dir vor dem Testbeginn alle **Kombinationsmöglichkeiten** der Aufgabenstellung **aufzuschreiben**. Das gilt v.a. für den Summe-6–Test und ähnliche. Addierst Du hier tatsächlich alle aufeinanderfolgenden Zahlen, kostet dieser zusätzlichen Schritt Arbeitsspeicher und damit Geschwindigkeit. Einfacher ist zuvor alle Kombinationsmöglichkeiten (33, 42, 24, 51, 15) niederzuschreiben und diese dann visuell und nicht rechnerisch wiederzuerkennen.

TIPP! Was Du **nie machen** solltest, ist **falsch gekreuzte Zeichen zu korrigieren** (mit z.B. Tipp-Ex, Radiergummi oder Tintenlöscher), da Du in der dadurch verlorenen Zeit weitaus mehr richtige Zeichen kreuzen könntest. Alleinige Ausnahme: Du bist vor Ablauf der Zeit mit der Bearbeitung aller 40 Zeilen fertig, dann könntest Du in der Restzeit noch evtl. Fehler korrigieren, z.B. mit Tintenlöscher.

TIPP! **Traubenzucker** steigert die Aufmerksamkeit kurzfristig und wirkt etwa 10 Minuten nach Einnahme. Allerdings fällt man danach in ein Konzentrationsloch von dem man sich aber in der anschließenden Pause gut erholen kann. Traubenzucker eignet sich also in diesem, wie auch in dem letzten Test am Nachmittag (*Tabellen und Diagramme*). Wegen des anschließenden Konzentrationslochs solltest Du allerdings nicht wie besessen durchgehend Traubenzucker verschlingen. Auch **Ohropax** können speziell in diesem Untertest hilfreich sein, da man das nervtötende kratzende Geräusch der anderen Teilnehmer ausblenden kann. Keine Angst, den Testleiter wird man trotzdem noch hören.

TIPP! Das Wichtigste zum Schluss: Sowohl im EMS als auch im TMS ist dieser Test der letzte vor der Mittagspause. In den letzten Jahren wurde bereits vor Beginn des Tests der Antwortbogen für den Vormittag, in den man seine Antworten aus allen Untertests überträgt, eingesammelt. D.h. nach diesem Test ist es nicht mehr möglich, fehlende Antworten auf gut Glück zu kreuzen. Da falsch gekreuzte Antworten keinen Minuspunkt nach sich ziehen, ist es empfehlenswert bei fehlenden Antworten trotzdem ein Kreuz zu setzen. **Der Zeitpunkt fehlende Antworten zu kreuzen, ist vor Beginn des Konzentrationstests!** D.h. beim EMS in den letzten Minuten von Planen und Organisieren und im TMS in den letzten Minuten von *Quantitative und formale Probleme*. Die Trefferwahrscheinlichkeit von 20 % bei fünf möglichen Antworten kann noch erhöht werden, wenn Du Dich des folgenden Systems bedienst:

27

Du schlägst dazu den markierten Lösungsschlüssel im (Institut für Test- und Begabungsforschung, TMS I, 1995) oder (Institut für Test- und Begabungsforschung, TMS II, 1995) auf. Wenn Du die Häufigkeit der Antwortoptionen (A)-(E) bei jedem Untertest durchzählst, wirst Du zu dem Ergebnis kommen, dass jede Antwortoption nahezu gleich oft vorkommt. Betrachtet man alle Untertests, so fällt auf, dass auch hier die Antwortmöglichkeiten ungefähr bei jedem Untertest gleich verteilt sind. Diese Verteilung kannst Du Dir also zu Nutze machen, indem Du vor dem Kreuzen der fehlenden Antworten die bereits gesetzten Antworten überprüfst und überfliegst, welche Antwortoption bisher am seltensten vorgekommen ist. Du entscheidest Dich dann für einen bis maximal zwei Buchstaben und kreuzt diese(n) konsequent durch. Du kreuzt also nicht bunt mal (A), mal (B), mal (C), sondern entscheidest Dich nur für z.B. (A) oder noch eine weitere Antwortoption, wie z.B. (C).

Da der Schweregrad der Aufgaben von leicht nach schwer geordnet ist, fällt beim Untertest *Schlauchfiguren* zudem folgende Besonderheit auf: Die Antwort (E) (Ansicht von hinten) kommt bei den letzten Aufgaben nicht oder nur noch sehr selten vor. Das hat den Grund, dass die Ansicht von hinten am einfachsten zu erkennen ist und daher bei den schwereren Aufgaben nicht mehr abgebildet ist. (E) bietet sich daher nicht als Buchstabe zum konsequenten Durchkreuzen bei den letzten Aufgaben im Untertest *Schlauchfiguren* an. Zudem gibt es beim Untertest *Planen und Organisieren* (EMS) nur vier Antwortmöglichkeiten ((A)-(D)). Hier wäre es also auch sehr ungünstig, die Antwortoption (E) zu wählen.

5.5 TRAININGSPENSUM UND -ANLEITUNG

Es empfiehlt sich 4-5 mal pro Woche einen Test zu kreuzen. Die Tests solltest Du dann regelmäßig auswerten, um Deine Leistungssteigerung festhalten zu können. Das Korrigieren dient dazu, eigene Fehlerquellen aufzudecken, wie z.B. zu viele falsch gekreuzte Zeichen, zu viel überlesene Zeichen, nicht gut platzierter Markierungsstrich etc. Alle zwei Tage solltest Du die Testvariante wechseln, damit Du Dich nicht zu sehr auf spezifische Markierungsregeln versteifst. Du solltest bis zwei Tage vor den EMS/TMS trainieren. Da Du viele Kopien der Tests für ein ausreichendes Training benötigst, solltest Du nie die Originaltests in den Übungsbüchern verschmieren, sondern Dir davon zu allererst reichlich Kopien anfertigen.

MERKBOX

- ✓ Hier kann man die vollen 20 Punkte abholen!
- ✓ Regelmäßig bis kurz vor dem TMS bzw. EMS Test kreuzen!
- ✓ Eine Kreuzmethode aneignen und beibehalten!
- ✓ Erst die Geschwindigkeit, dann die Genauigkeit trainieren.
- ✓ Qualität statt Quantität! Im TMS bzw. EMS Test geht es eher darum die zu kreuzenden Zeichen zu finden, als maximal schnell zu sein.
- ✓ **Vor** diesem Test alle nicht markierten Antworten auf den Antwortbogen übertragen!

Name: _____   Vorname: _____

EMS bzw. TMS

Label hier

Eignungstest für das Medizinstudium

Konzentriertes und sorgfältiges Arbeiten

pq - Test 1

Aufgabenstellung:

Markiere jedes p vor einem q.

Bsp.: q q p p p̸ q p̸ q p

/ / Bitte nur so makieren

©MedGurus, Forchtenberg

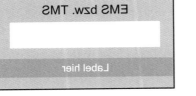

Name: _____ Vorname: _____

EMS bzw. TMS

Label hier

Eignungstest für das Medizinstudium

Konzentriertes und sorgfältiges Arbeiten
Summe 6 - Test 1

Aufgabenstellung:
Marikiere die erste von zwei Zahlen die in Summe 6
ergeben.
Bsp.: 1 3̸ 3 4 5 2̸ 4 3̸ 1

/ / Bitte nur so makieren

1 | 5 1 4 2 1 1 5 4 4 5 2 1 2 4 1 4 3 1 5 3 1 2 2 4 5 4 1 4 3 3 4 2 3 4 5 2 3 3 5 3
2 | 1 3 3 2 1 4 3 3 1 2 4 5 3 1 5 2 4 1 1 4 3 4 1 5 3 2 3 3 2 2 2 5 1 5 5 4 3 3 2 5
3 | 4 5 1 5 1 3 5 2 1 3 2 4 1 2 5 3 5 4 2 2 1 3 4 2 5 3 3 1 4 2 2 2 4 4 1 3 2 3 4 2
4 | 3 2 3 4 2 5 3 4 3 3 2 5 2 3 1 4 5 1 2 5 4 2 1 4 5 2 4 3 1 5 2 3 4 2 1 5 5 1 5 4
5 | 5 1 5 4 5 1 3 5 2 2 4 1 3 4 2 3 4 2 5 5 5 3 2 5 1 1 1 1 4 4 3 3 4 2 2 3 2 2
6 | 5 4 1 3 4 2 4 1 5 1 4 4 5 1 4 4 2 5 2 4 1 3 3 1 4 2 2 1 5 3 5 3 3 2 5 3 5 2 5
7 | 1 3 4 2 3 5 4 2 1 5 3 4 2 1 5 3 4 3 4 2 4 1 3 5 1 4 5 2 1 3 5 4 2 1 5 3 4 1 5 2
8 | 3 2 4 1 2 2 4 1 2 1 5 3 4 2 4 1 2 3 5 1 5 4 2 3 4 5 3 2 5 1 3 1 4 3 2 4 5 2 5 3
9 | 5 1 1 4 4 1 2 2 4 5 4 1 2 1 1 3 5 3 4 2 4 4 1 5 5 4 4 2 3 2 1 5 3 5 1 2 3 3 3
10 | 5 5 1 4 1 5 5 4 1 1 5 3 5 4 4 2 1 3 1 5 3 2 4 1 2 1 5 4 3 1 2 5 3 3 2 2 4 2 3 2
11 | 2 2 4 4 4 1 4 1 2 4 4 1 1 5 3 2 2 3 4 4 1 5 1 2 2 3 5 1 1 5 5 5 3 3 5 3 3 4 5
12 | 3 4 2 5 5 2 4 4 1 1 5 5 5 2 2 1 4 2 1 4 2 1 4 2 4 2 5 5 2 3 1 3 1 1 3 3 4 2 1
13 | 5 2 5 2 1 2 1 3 2 2 4 2 1 2 2 1 2 4 3 5 1 2 1 3 5 1 1 1 4 2 3 5 4 4 5 1 5 5 4
14 | 1 4 2 4 5 2 4 5 1 4 4 4 1 2 2 1 5 5 2 3 3 2 1 1 3 4 3 2 1 5 1 2 3 3 4 1 5 3 2 3
15 | 2 3 1 4 4 3 4 2 1 3 1 5 1 4 2 3 5 5 4 2 1 2 3 3 2 3 4 1 4 1 5 1 2 1 5
16 | 5 3 1 4 4 3 3 2 1 5 4 4 2 5 4 4 2 5 2 3 1 5 3 5 4 1 3 3 4 1 1 2 4 4 2 2 4 5 3 1 4 2
17 | 3 3 1 2 4 1 4 3 1 1 5 4 5 2 1 1 5 4 1 4 2 5 2 5 5 1 1 4 2 2 1 3 4 5 1 4 2 2 5
18 | 1 1 1 5 5 5 2 2 4 4 1 2 4 1 4 3 3 5 5 5 1 3 2 2 2 4 5 4 4 2 3 3 3 4 1 1 5 2 4 3
19 | 4 2 2 2 1 1 1 2 5 1 5 2 5 5 3 3 1 5 3 2 4 3 2 4 5 4 1 1 4 2 2 5 5 4 4 2 3 1 4 5 3
20 | 4 4 2 2 4 4 5 2 2 5 3 4 1 3 4 4 2 1 5 5 2 4 2 3 2 3 1 5 1 3 5 3 1 5 3 3 5 1 1 3
21 | 5 5 1 4 1 5 5 4 1 1 5 3 5 4 4 2 1 3 1 5 3 2 4 2 1 5 4 3 1 2 5 3 3 2 4 2 3 2
22 | 4 4 2 2 4 4 5 2 2 5 3 4 1 4 4 2 1 5 5 2 4 2 3 2 3 1 5 1 3 5 3 1 5 3 3 5 1 1 3
23 | 5 1 1 4 4 1 2 2 4 5 4 1 2 1 1 3 5 3 4 2 4 4 1 5 5 4 4 2 3 2 1 5 3 3 5 4 2 3 3 3
24 | 4 2 2 2 1 1 1 2 5 1 5 2 5 5 3 3 1 5 3 2 4 3 2 4 5 4 1 1 4 2 2 5 5 4 4 2 3 1 4 5 3
25 | 3 2 4 1 2 2 4 1 2 1 5 3 4 2 4 1 2 3 5 1 5 4 2 3 4 5 3 2 5 1 3 1 4 3 2 4 5 2 5 3
26 | 1 1 1 5 5 5 2 2 4 4 1 2 4 1 4 3 3 5 5 5 1 3 2 2 2 4 5 4 4 2 3 3 3 4 1 1 5 2 4 3
27 | 1 3 4 2 3 5 4 2 1 5 3 4 2 1 5 3 4 3 4 2 4 1 3 5 1 4 5 2 1 3 5 4 2 1 5 3 4 1 5 2
28 | 3 3 1 2 4 1 4 3 1 1 5 4 5 2 1 1 5 4 1 4 2 5 2 5 5 1 1 4 2 2 1 3 4 5 1 4 2 2 5
29 | 5 4 1 3 4 2 4 1 5 1 4 4 3 1 1 2 2 4 5 2 4 1 3 3 1 4 2 2 1 5 3 5 3 3 2 5 3 5 2 5
30 | 5 3 1 5 4 4 3 3 2 1 5 4 4 4 2 2 5 3 1 5 3 5 4 1 3 3 4 1 1 2 4 4 2 2 4 5 3 1 4 2
31 | 5 1 5 4 5 1 3 5 2 2 4 1 3 4 2 3 4 2 5 5 5 3 2 5 1 1 1 1 4 4 3 3 4 2 2 3 2 2
32 | 2 3 1 4 4 3 4 2 1 3 1 1 5 1 4 2 3 5 5 4 2 1 2 3 3 2 3 4 1 4 1 5 1 2 1 5
33 | 3 2 3 4 2 5 3 4 3 3 2 5 2 3 1 4 5 1 2 5 4 2 1 4 5 2 4 3 1 5 2 3 4 2 1 5 5 1 5 4
34 | 1 4 2 4 5 2 4 5 1 4 4 4 1 2 2 1 5 5 2 3 3 2 1 1 3 4 3 2 1 5 1 2 3 3 4 1 5 3 2 3
35 | 4 5 1 5 1 3 5 2 1 3 2 4 1 2 5 3 5 4 2 2 1 3 4 2 5 3 3 1 4 2 2 2 4 4 1 3 2 3 4 2
36 | 5 2 5 2 4 1 1 3 2 2 4 2 1 2 2 1 2 4 3 5 1 2 1 3 3 5 1 1 1 4 2 3 5 4 4 5 1 5 5 4
37 | 1 1 3 3 2 1 4 3 3 1 2 4 5 3 1 5 2 4 1 1 4 3 4 1 5 3 2 3 3 2 2 2 5 1 5 5 4 3 3 2 5
38 | 3 4 2 5 5 2 4 4 1 1 5 5 5 2 2 1 4 2 1 4 2 1 4 2 4 2 5 5 2 3 1 3 1 1 3 3 4 2 1
39 | 5 1 4 2 1 1 5 4 4 5 2 1 2 4 1 4 3 1 5 3 1 2 2 4 5 4 1 4 3 3 4 2 3 4 5 2 3 3 5 3
40 | 2 2 4 4 4 1 4 1 2 4 4 1 1 5 3 2 2 3 4 4 1 5 1 2 2 3 5 1 1 5 5 5 3 3 5 3 3 4 5

©MedGurus, Forchtenberg

UNTERTEST
FIGUREN LERNEN

6 UNTERTEST FIGUREN LERNEN

6.1 ALLGEMEINES UND AUFBAU

Der Untertest „Figuren lernen" gehört zu den Untertests, in denen Du Dich in kürzester Zeit deutlich verbessern kannst. Es handelt sich dabei um einen Merkfähigkeitstest, der Dir nach wenigen Tagen konsequenten Trainings nicht mehr als unerreichbare Gedächtnisleistung erscheinen wird, sondern als kreatives Spiel, bei dem Du täglich Fortschritte erzielst.

Aus diesem Grund zählt man diesen Untertest zu Recht zu den „leichteren" Abschnitten des TMS bzw. EMS und jeder, der genügend Motivation für die Vorbereitung aufbringen kann, wird hier meist mit der vollen Punktzahl belohnt. Also viel Spaß bei den nächsten Schritten.

Der Test wird in zwei Phasen unterteilt,
- ✓ die Einprägephase und
- ✓ die Reproduktionsphase.

Die Einprägephase, der erste Test nach der Mittagspause, dauert nur kurze vier Minuten. Es liegen 20 Figuren mit jeweils fünf Feldern vor. Bei jeder Figur ist immer nur eines der fünf Felder geschwärzt und Deine Aufgabe besteht darin, diese später wiederzuerkennen.

Bei dieser Phase des Tests gilt generelles „Stiftverbot", d.h. man darf in dieser Phase des Tests keine Stifte benutzen.

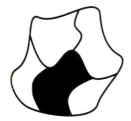 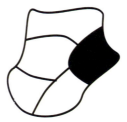 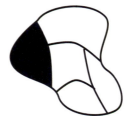 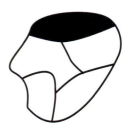

60 Minuten später folgt die Reproduktionsphase, welche mit fünf Minuten zeitlich ausreichend bemessen ist. Hier findest Du dieselben Figuren wie in der Einprägephase vor, allerdings dieses Mal ohne die geschwärzten Flächen. Dafür befinden sich in den fünf Feldern die Buchstaben (A)-(E). Die Aufgabe besteht nun darin, die zuvor in den Figuren geschwärzten Felder anzugeben.

Vorsicht! Die Figuren werden zwar nie gedreht, doch wird ihre Reihenfolge vertauscht. Es ist also sinnlos zu versuchen sich die Felder anhand der Reihenfolge einzuprägen.

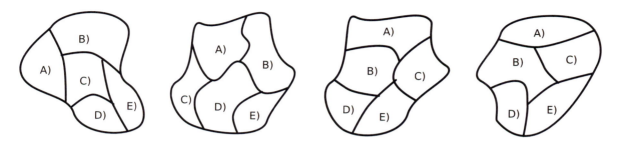

Der Test zwischen den beiden Phasen wird übrigens „Zertrümmerungstest" genannt, da er den Testteilnehmer ablenken und dessen Erinnerungen „zertrümmern" soll. Im TMS ist dies der Untertest *Textverständnis*, im EMS der Untertest *Medizinisch-naturwissenschaftliches Grundverständnis*.

6.2 BEARBEITUNGSSTRATEGIE

Der effizienteste Weg Dir die Figuren einzuprägen, besteht darin für jede Figur eine Assoziation für den Umriss und eine Verknüpfung zu dieser Assoziation für das geschwärzte Feld herzustellen. Hierbei musst Du Dich allerdings an ein paar Regeln halten, um häufige Fehler zu vermeiden.

Du musst Dir für jeden Umriss ein eigenes und einprägsames Bild vorstellen. Die Position des geschwärzten Feldes merkst Du Dir am besten, indem Du in das Bild noch eine zusätzliche Verknüpfung einfügst. (Schneider, 2011) Diese Verknüpfung sollte die Lage des geschwärzten Feldes im Bild eindeutig widerspiegeln, ohne dass Du dabei Richtungsangaben verwenden musst.

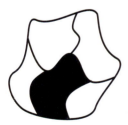

Gebirge mit Tunneleinfahrt = „Umriss" mit „Verknüpfung"

Wie oben bereits erwähnt, sollte jeder der 20 Umrisse sein eigenes Merkbild bekommen, da es sonst zu Verwechslungen in der Reproduktionsphase kommt. Einzige Ausnahme wäre, wenn zwei ähnliche Umrisse vorliegen, bei denen auch das geschwärzte Feld an der gleichen Stelle liegt.

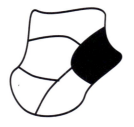
Entlein mit Schnabel

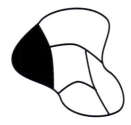
Entlein mit Schnabel

Hier darfst Du Dir selbstverständlich dasselbe Bild zwei Mal merken, da eine Verwechslung keine Auswirkung hätte, da in beiden Fällen der "Schnabel" das geschwärzte Feld ist.

Leider kommt dieser Fall eher selten vor. Deutlich häufiger wirst Du auf zwei ähnliche Umrisse stoßen, bei denen die geschwärzten Felder an jeweils unterschiedlichen Stellen liegen.

Deshalb solltest Du versuchen, Dir zwei verschiedene Bilder zu merken.

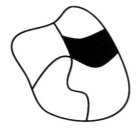
Papagei mit Augenklappe

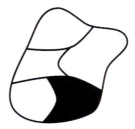
Männchen beim Sackhüpfen

Ähneln sich die Bilder zu sehr oder fällt Dir in der kurzen Zeit einfach nichts Neues ein, kannst Du es mal mit folgendem Trick versuchen:

Wenn Du die Umrisse miteinander vergleichst, solltest Du Dir den ersten markanten Unterschied merken, der Dir ins Auge springt, und ihn in seine Bild-Verknüpfung mit einbauen. In der Reproduktionsphase kannst Du dann mit Hilfe dieses Unterschiedes die beiden Bilder identifizieren und unterscheiden.

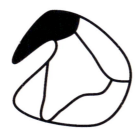
trauriger Pinguin mit Mütze

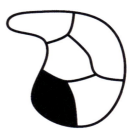
eitler Pinguin mit Knieschoner

36

Beide Bilder erinnern an einen Pinguin. Derjenige der auf den Boden schaut, trägt eine Mütze, der andere der in die Luft schaut, stößt sich z.B. das Knie. Bild 1 wäre demnach „der traurige Pinguin mit Mütze" und Bild 2 „der eitle Pinguin mit Knieschoner".

6.3   WEITERE BEARBEITUNGSTIPPS

TIPP! Keine Sorge, wenn es nicht gleich von Anfang an klappt. Es ist noch kein Meister vom Himmel gefallen und diese banale Weisheit hat bei diesem Untertest besondere Gültigkeit. Fast alle unsere Kursteilnehmer hatten enorme Schwierigkeiten, zu Beginn einen „Tintenfleck" von dem nächsten zu unterscheiden. Alle bestätigten uns aber **enorme Erfolge nach nur ein bis zwei Wochen Training**. Dieser Untertest ist eindeutig trainierbar und jeder kann hier mit Übung eine erstaunliche Verbesserung erzielen.

TIPP! Du solltest versuchen Dir **amüsante** und übertriebene Bilder zu merken. Je witziger und auffälliger Du selbst die Bilder findest, desto einprägsamer sind sie. Die EMS TEST INFO empfiehlt: „Konkrete und prägnante (vielleicht sogar ausgefallene oder absurde) Bedeutungen sind besonders gut als Erinnerungshilfen geeignet. Haben Sie keine Scheu beim Assoziieren; auch sexuell oder emotional gefärbte Gedankenbrücken sind in der Regel sehr einprägsam, und eine Assoziation, die Ihnen dumm vorkommt, ist in jedem Fall hilfreicher als gar keine Assoziation". (Test Info´07, 2007, S. 36)

TIPP! Die Merkbilder müssen nicht zwangsläufig ein Abbild der Realität sein und dem originalen Umriss nur schematisch entsprechen, da Du sie schließlich nur für Dich **selbst** wiedererkennen musst. Vereinfachend kommt hinzu, dass in der Reproduktionsphase **genau dieselben Ausschnitte** wieder vorgelegt werden, die Wiedererkennung ist dann ein Leichtes. Es reicht also ganz **abstrakt** zu denken und nur die angedeutete Form oder einen markanten Abschnitt des Umrisses zu nutzen, um Dir daraus Dein Merkbild zu schaffen. Durch Ausprobieren kannst Du entdecken, wie weit Du gehen kannst.

TIPP! Besondere Bedeutung kommt auch der Wiederholung der gelernten Figuren zu. Nachdem Du Dir für die Figuren einen Umriss mit Verknüpfung gemerkt hast, solltest Du die Figuren mindestens noch einmal wiederholen, damit sie sich besser im Gedächtnis einprägen.

AKTUELL! Im letztjährigen TMS wurden ausschließlich Figuren abgebildet die einen sehr ähnlichen Umriss hatten. Dabei müssen alle Figuren nach Aussage der Teilnehmer wie "Volleybälle" ausgesehen haben. Dadurch wird der Schweregrad der Aufgabe natürlich enorm erhöht. In diesem Fall ist es besonders ratsam sich auf die **feinen Unterschiede der einzelnen Umrisse** zu konzentrieren und sich diese in Form visueller Bilder einzuprägen. Des Weiteren wird der, im folgenden erklärte, **Eckentrick** bei dieser erschwerten Fragestellung zunehmend wichtiger. Hierdurch kann man sich mit geringem Aufwand einen großen Teil der zu lernenden Figuren sparen.

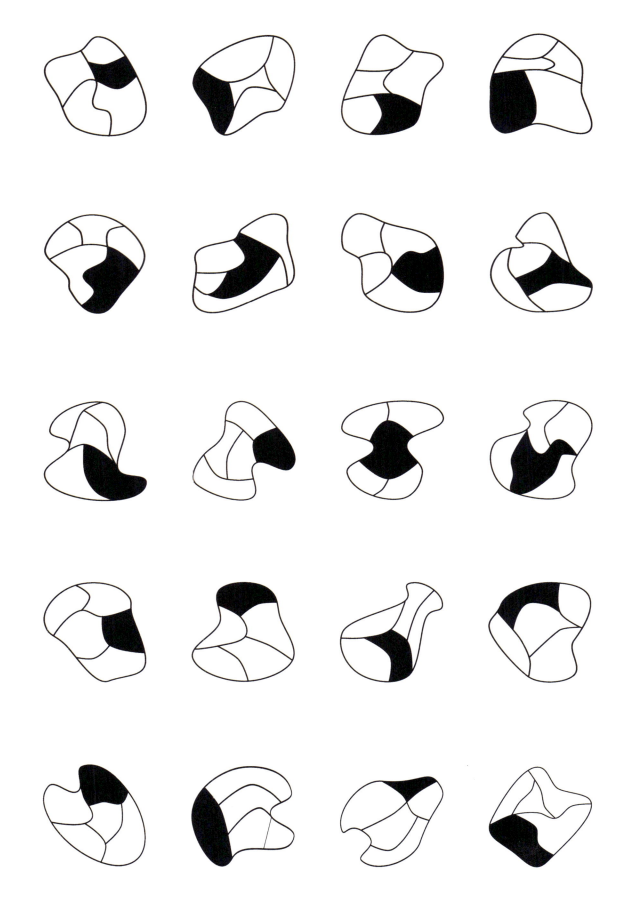

6.4 ZUSATZSTRATEGIE ECKENTRICK

Der Eckentrick ist eine geniale Erfindung von meinem Bruder und stammt aus der Zeit meiner eigenen TMS-Vorbereitungsphase. Er folgt dem Minimax-Prinzip: weniger arbeiten aber mehr leisten. Mit diesem Trick kannst Du eine Anzahl von Umrissen in der Einprägephase wegfallen lassen und in der Reproduktionsphase trotzdem richtig kreuzen.

In der Einprägephase solltest Du, bevor Du mit der Assoziation der einzelnen Figuren beginnst, Dir einen kurzen Überblick verschaffen. Wenn Du Dir die Figuren genau anschaust, wird Dir auffallen, dass sich viele geschwärzte Felder in einer eindeutig verorteten Ecke befinden. In nebenstehenden Beispielaufgabe befindet sich das geschwärzte Feld in vier von 20 Figuren eindeutig in der linken unteren Ecke.

Du merkst Dir also die Anzahl der Figuren und die Lage des geschwärzten Feldes und lässt diese Figuren dann in der Einprägephase bewusst weg.

In der Reproduktionsphase wirst Du dann nur die Bilder wiedererkennen, die Du Dir zuvor eingeprägt hast. Alle restlichen Figuren (in unserem Bsp. vier Figuren) sind diejenigen, die zuvor weggelassen wurden. Für diese musst Du nur noch den entsprechenden Buchstaben für die gemerkte Ecke ankreuzen.

In diesem Beispiel hättest Du Dich für alle Figuren, die ihre Markierung links unten haben, entscheiden können. Das waren in der ersten wie auch in der letzten Reihe jeweils die zweite und vierte Figur, insgesamt also vier Figuren. Demnach hättest Du lediglich 16 Figuren lernen müssen und hättest Dir auf diese Weise 20% der Arbeit gespart. Die Entscheidung, bei welcher Ecke man die meisten Figuren weg lassen kann, hängt natürlich von der Verteilung im jeweiligen Test ab. Sie sollte aber stets schnell und innerhalb weniger Sekunden getroffen werden.

! WICHTIG: Zu Hause solltest Du den "Eckentrick" nicht anwenden und jede Figur einzeln lernen, um deine Trainingsergebnisse zu verbessern. Erst wenn Du Dich sicher im Umgang mit allen 20 Figuren fühlst, kannst Du die Strategie als zusätzlichen Zeitbooster verwenden.

6.5   TRAININGSPENSUM UND –ANLEITUNG

Bei diesem Untertest kann jeder schnell Fortschritte erreichen, ganz gleich welche Voraussetzungen man mitbringt. Um ausreichend üben zu können, sollte genügend Übungsmaterial vorhanden sein, da Du jede Aufgabe nur einmal machen solltest und eine Wiederholung derselben Aufgabe nicht den gleichen Lerneffekt mit sich bringt.

Wichtig ist, dass Du Dich stetig über einen längeren Zeitraum (mindestens fünf Wochen) vorbereitest und vor allem zu Beginn etwa vier mal pro Woche einen Untertest absolvierst. Allerdings muss das Training drei Tage vor dem Test beendet werden, damit es nicht zu Verwechslungen kommt. Du solltest Dir in der ersten Woche zehn Minuten Zeit für die Einprägephase nehmen. Dies ist am Anfang immer noch schwer genug. Sobald Du das gemeistert hast, kannst Du es mit neun Minuten versuchen, dann mit acht, sieben, sechs, fünf, bis Du schließlich bei vier Minuten angekommen bist. Du musst nicht bei jedem Üben schneller werden, aber in der letzten Woche vor dem TMS solltest Du Dich bei vier Minuten sicher fühlen. Eine wöchentliche Steigerung wäre also sinnvoll.

Merkbox

- ✓   Punktegarant! Hier kannst Du die volle Punktzahl abkassieren!
- ✓   Sei kreativ! Jeder Umriss sollte ein eigenes Bild haben.
- ✓   Bei ähnlichen Umrissen solltest Du Dich auf die Unterschiede konzentrieren.
- ✓   Nerven und Zeit kann man sich bequem mit dem Eckentrick sparen.
- ✓   Entscheidend ist kontinuierliches Training.

6.6 ÜBUNGSAUFGABEN

Einprägephase

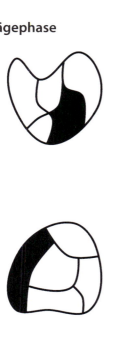 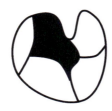 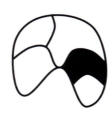 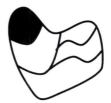

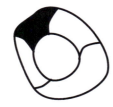 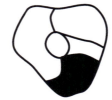 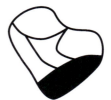

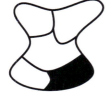 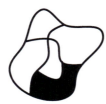 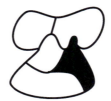 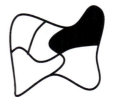

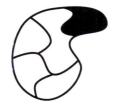 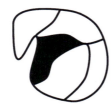 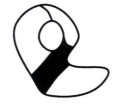 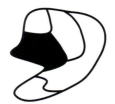

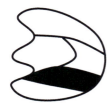 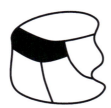 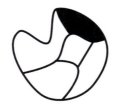 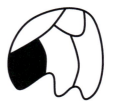

Reproduktionsphase

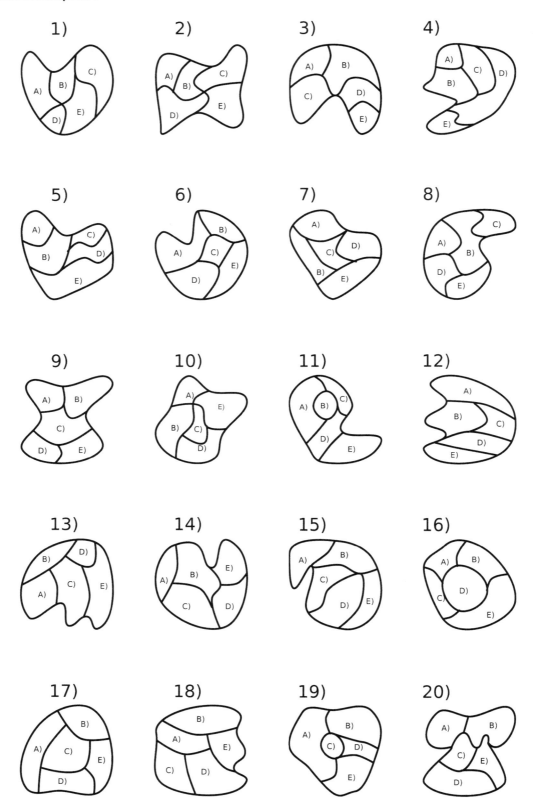

UNTERTEST
FAKTEN LERNEN

7   UNTERTEST FAKTEN LERNEN

7.1   ALLGEMEINES UND AUFBAU

Auch bei diesem Untertest wird die Merkfähigkeit getestet. Dieses Mal geht es allerdings um Patientendaten, was den Test für das spätere Medizinstudium sinnvoll erscheinen lässt. Er ist dem vorherigem Untertest sehr ähnlich, in manchen Teilen aber komplexer. Fairerweise ist bei diesem Untertest eineinhalb mal so viel Zeit in der Einprägephase gegeben, wie beim Untertest Figuren lernen. Aber auch dieser Untertest ist durch ausreichendes Training sehr gut zu meistern. Für die **Einprägephase** sind "kurze" sechs Minuten gegeben, in denen man mit 15 Patientengeschichten konfrontiert wird.

Zu jedem Patient werden folgende Informationen genannt:

Name	Alter	Beruf	Eigenschaft	Diagnose
Wolff	ca. 17 Jahre	Kurier	originell	Quetschwunde

Zuerst solltest Du versuchen, die Merkmale der Aufgabenstellung anhand der ersten Beispielaufgabe nachzuvollziehen.

Beispielaufgabe 1

```
Baum:        ca. 18 Jahre,    Zahnarzt,  ledig  -  Karies
Strauch:     ca. 18 Jahre,    Arzt-Helferin,  nervös  -  Mundgeruch
Waldner:     ca. 18 Jahre,    Kosmetikerin,  überwiesen  -  Heiserkeit


Schwarzer:   ca. 22 Jahre,    Mechaniker,  alleinerziehend  -  Hautausschlag
Brauner:     ca. 22 Jahre,    Lkw-Führerin,  depressiv  -  Oberschenkelbruch
Dünkel:      ca. 22 Jahre,    Rennfahrer,  verheiratet  -  Bandscheibenschäden


Metzger:     ca. 35 Jahre,    Fußballtrainer,  ängstlich  -  Mittelohrentzündung
Backner:     ca. 35 Jahre,    Radsport-Profi,  misstrauisch  -  Allergie
Kasner:      ca. 35 Jahre,    Masseuse,  Notfall  -  Rückratverletzung


Vogel:       ca. 50 Jahre,    Schauspieler,  wütend  -  Hodenkrebs
Bleibtreu:   ca. 50 Jahre,    Kameramann,  ungestüm  -  Lungencarzinom
Katterfeldt  ca. 50 Jahre,    Hostess,  Ambulanz  -  Nasenbluten


König:       ca. 70 Jahre,    technische Zeichnerin,  pensioniert  -  Knochenkrebs
Kayser:      ca. 70 Jahre,    Statiker,  kontaktarm  -  Herzversagen
Voigt:       ca. 70 Jahre,    Feinmechanikerin,  stupide  -  Herzinfarkt
```

Die Daten sind in fünf Dreier-Gruppen sortiert. Alle drei Patienten einer Gruppe haben stets dasselbe Alter. Zudem sind die Gruppen nach aufsteigendem Alter sortiert. Auffällig ist auch, dass innerhalb der Gruppen die Namen sehr ähnlich sind und die Berufe alle aus demselben Berufsfeld stammen.

Auch diese **Einprägephase** wird durch den 60-minütigen Zertrümmerungstest von der **Reproduktionsphase** getrennt, in welcher 20 **Verknüpfungs-Fragen** zu den vorher eingeprägten Patienten gestellt werden. Das heißt in der Frage steht ein Detail, wie z.B. der Beruf eines Patienten, in den Antwortmöglichkeiten steht ein dazugehöriges Detail, wie z.B. die richtige Diagnose. Auffällig ist, dass **keine „neuen" Fakten geschaffen** werden, sondern dass nur Antwortmöglichkeiten aus der Einprägephase vorkommen.

Typische Fragenbeispiele aus der Reproduktionsphase

```
6) Die Arzt-Helferin ...              15) Die Patientin mit der Rückgratverlet-
                                          zung ist ...
(A) ist ledig
(B) ist verheiratet                   (A) ca. 18 Jahre
(C) ist kontaktarm                    (B) ca. 22 Jahre
(D) ist nervös                        (C) ca. 35 Jahre
(E) befindet sich in der Ambulanz     (D) ca. 50 Jahre
                                      (E) ca. 70 Jahre
```

7.2   BEARBEITUNGSSTRATEGIE

Hier ist die Mnemotechnik ein klein wenig komplizierter, da auf mehr Details geachtet werden muss. Grundsätzlich arbeiten wir aber, wie in der Regel bei allen Mnemotechniken, mit abstrakten Bildern. Das abstrakte Bild muss hierbei erst **aus den Fakten konstruiert** werden. Dabei gilt: je abstrakter, desto einprägsamer. Zum leichteren Verständnis wird die Vorgehensweise Schritt für Schritt anhand eines Beispiels erklärt.

Beispiel:

```
Baum:      ca. 18 Jahre,     Zahnarzt, ledig  - Karies
```

Bei diesem Beispiel könntest Du Dir einen *Baum* (Nachname Baum) mit einem *Zahn* (Beruf Zahnarzt), der einen *Schubkarren* (Diagnose Karies) schiebt, vorstellen. Zusätzlich trägt der Baum eine *Lederhose* (ledig).

An diesem Beispiel wird deutlich, dass man die Fakten in abstrakte Bilder umwandelt, die man sich leichter vorstellen und merken kann. Dabei solltest Du Folgendes beachten:

✓   Die Bilder sollten sehr **vereinfacht** und abstrakt sein (z.B. Pinsel für Maler). Für das Vereinfachen der Fakten kannst Du auf Bekanntes, Bekannte oder Prominente zurückgreifen, da man sich diese leichter merkt. Oft genügt es, aus Wortteilen oder dem gleichem Wortanfang der zu lernenden Fakten, Bilder zu bauen (**Ast**hmaanfall vereinfacht: **Ast**). Es bietet sich auch an, Reime aus Fakten zu bilden, die man sich dann einfacher bildlich abspeichern kann, z.B. Herzinfarkt wird zu *Herz im Quark*.

✓ Jedes zu merkende Patientendetail wird zu einem **sichtbaren** Detail in einem Bild umgewandelt. Bei der Diagnose Herzinfarkt muss das Bild z.B. *schwarzes Herz* sichtbar sein und nicht unter der Brust des Patienten „versteckt" liegen. Der Begriff „kinderlos" kann z.B. mit *Kind mit Lotterielos* oder ein *totes Kind* (ist zwar brutal, aber man merkt es sich) memoriert werden und nicht durch das Fehlen von Kindern. (Werner Metzig, 2003, S. 75 ff)

✓ Das Bild sollte **so viel wie nötig, aber so wenig wie möglich** Details enthalten. *Technische Zeichnerin* sollten demnach nicht mit Zirkel, Geodreieck und Bergen von Papierrollen illustriert werden, sondern am besten nur mit einem dieser Bilder: **Zirkel** (Werner Metzig, 2003, S. 75 ff)

✓ Das **Alter** muss **nicht** separat gelernt werden (Erklärung folgt später).

✓ Das **Geschlecht** muss mit gelernt werden (Erklärung folgt später).

✓ Oft ähneln sich die Patienten in einzelnen Fakten, wie z.B. ähnliche Charaktereigenschaften oder Diagnosen. Fällt Dir das beim Einprägen auf, solltest Du darauf achten sehr **präzise Bilder** zu verwenden, die eine Verwechslung ausschließen, da diese Feinheiten oft abgefragt werden. Hast Du Dir die Diagnose *Hautausschlag* bildlich mit einer Rötung und eitrigen Pikkeln vorgestellt, so solltest Du bei der Diagnose *Allergie* ein neues Bild verwenden, z.B. einen Alligator.

✓ Jeder Patient bekommt ein **eigenes** Phantasiebild, das aus den Bildern/Gegenständen Name, Beruf, Charaktereigenschaft, Diagnose und evtl. Geschlecht besteht.

7.2.1 GESCHLECHT

Das Geschlecht ist ein weiterer Fakt, der gelernt werden muss, da in der Reproduktionsphase danach gefragt wird. Welches Geschlecht vorliegt, ist aus der jeweiligen Berufsbezeichnung ersichtlich. Das Geschlecht ist sehr einfach zu merken. Da es immer nur zwei Möglichkeiten (m/w) gibt, solltest Du Dich für **eines** der beiden möglichen Geschlechter **entscheiden**. Das Geschlecht deiner Wahl musst du dann aber auch immer konsequent in das memorierte Bild einbauen. Das andere Geschlecht kannst Du dann vernachlässigen. Wenn Du Dich also z.B. für die weibliche Seite entschieden hast, solltest Du immer, wenn der Patient weiblich ist, eine Frau (oder ein eindeutig weibliches Symbol) in das Bild einfügen. Du solltest diese Frau dann in Gedanken mit den anderen zugehörigen Objekten verknüpfen. Umgekehrt darf natürlich, wenn der Patient männlich ist, keine Frau in dem Bild sein. Häufig wird das Geschlecht dabei in Zusammenhang mit dem Alter gefragt.

```
11) Der ca. 70-jährige Patient leidet
an ...

(A) Knochenkrebs
(B) Herzversagen
(C) Herzinfarkt
(D) Allergie
(E) Karies
```

In diesem Beispiel gibt es zwei weibliche und nur einen, den gesuchten, männlichen Patienten in der Gruppe der 70-jährigen.

7.2.2 ALTER

Bei Fragen nach dem Alter fällt bei den Antwortmöglichkeiten (A) bis (E) in der Reproduktionsphase auf, dass sie in Reihenfolge und Alter den Altersgruppen in der Einprägephase entsprechen. Das bedeutet, dass Du Dir keinerlei Ziffern und Zahlen merken musst, da die korrekten Zahlen bei den Antwortmöglichkeiten aufgelistet sind.

```
6) Die Patientin mit der Rückgratverletzung
ist ...

(A) ca. 18 Jahre
(B) ca. 22 Jahre
(C) ca. 35 Jahre
(D) ca. 50 Jahre
(E) ca. 70 Jahre
```

Es reicht also völlig, Dir die Reihenfolge der Gruppen zu merken bzw. die Zugehörigkeit der Patienten zu ihrer Gruppe. Um Dir Reihenfolgen zu merken, gibt es viele Möglichkeiten. Eine einfache Technik ist die „Loci-Methode" (lat. locus = Ort, Raum). Für diese Aufgabe genügt es, wenn Du Dir fünf Räume (weil es fünf Altersgruppen gibt) vorstellst. Die Räume sollten Dir gut vertraut sein (z.B. Dein eigenes Zuhause) und die Reihenfolge der Räume sollte immer die gleiche bleiben.

Sobald Du Dich auf fünf Räume festgelegt hast, kann es losgehen: Nun legst Du die Patienten-Bilder in Gedanken im jeweiligen Raum ab. Also die Patienten aus der 1. Gruppe in den 1. Raum, alle Patienten aus der 2. Gruppe in den 2. Raum, und so weiter. Angenommen es wird nach einem Patienten gefragt, den Du gedanklich im 3. Raum abgelegt hast, so entspricht das der 3. Altersgruppe und somit der 3. Antwortmöglichkeit, also Antwort (C).

Falls aber das Alter in der Frage selbst auftaucht, musst Du bei einer anderen Frage, bei der das Alter aufgelistet ist, nachschauen. Dann weißt Du welches Alter zu welcher Gruppe gehört und in welchem der Räume der Patient zu finden ist.

Zusammenfassung

- ✓ Jeder Patient wird also als Merkbild aus vier Objekten (Name, Beruf, Charaktereigenschaft und Diagnose) aufgebaut, mit oder ohne weiblicher Person.

- ✓ Anschließend wird der Patient in dem zugehörigen virtuellen Raum abgelegt.

- ✓ Wiederhole nach den drei Patienten eines Raumes die bereits memorierten Merkbilder und verinnerliche die Bilder im Kontext des zugehörigen Raumes.

- ✓ Beginne mit der nächsten Patientengruppe und leg diese im nächsten Raum ab.

7.3 WEITERE BEARBEITUNGSTIPPS

TIPP! Es ist völlig ausreichend nur vierzehn der fünfzehn Patienten auswendig zu lernen. Wird nach dem Patienten gefragt, den Du weggelassen hast, kannst Du die Frage mit Hilfe des **Ausschluss-verfahrens** lösen. Da in den Antwortmöglichkeiten nur Fakten vorkommen, die auch in der Einprägephase vorkamen, ist die gesuchte Antwort diejenige, die Du nicht zuordnen kannst.

TIPP! Auch in diesem Untertest gilt der Leitspruch: *Repetitio est mater studiorum.* Du solltest also nach dem Lernen einer Gruppe diese erst wiederholen, bevor Du zur nächsten Gruppe voran schreitest.

AKTUELL! In den letzten Jahren wurden vermehrt auch **ausländische Namen** verwendet. Daher solltest Du Dir im Vorfeld schon überlegen, wie Du Dir solche arabischen oder asiatischen Namen besser einprägen kannst, da spontane Assoziationen zu ausländischen Namen erfahrungsgemäß etwas schwerer fallen.

TIPP! Für häufig verwendete Charaktereigenschaften und Berufe kannst Du Dir eine Liste mit festgelegten Bildern anlegen. So kannst Du Dir Zeit beim Erstellen der Bilder im Untertest sparen.

Die folgende Tabelle listet Charaktereigenschaften und Berufe auf, die sich in den letzten Jahren häufig wiederholt haben. Es sind nicht alle Felder ausgefüllt. Sei also kreativ und ergänze die leeren Zeilen mit deinen eigenen Assoziationen.

Tabelle 5. Begriffsassoziationen für Berufe und Charaktereigenschaften

Begriff	Assoziation	Begriff	Assoziation
ledig	Lederhose	impulsiv	aufgeschnittene Pulsadern
alleinstehend	auf einem Bein stehen/Einstein	kontaktfreudig	steckt Finger in Steckdose
alleinerziehend	mit riesen Handschelle ein Kind hinter sich herziehen	kontaktscheu	Bambi
verheiratet		labil	wackelnder(s) Zahn/Hochhaus
geschieden		misstrauisch	
kinderlos		nervös	Hampelmann
im Ruhestand	Fernsehsessel/festgezurrt im Bett	neurotisch	
pensioniert		optimistisch	Smiley
Rentner	Rollator	phlegmatisch	Tintenfleck
verwitwet	Schwarze Witwe	reizbar	Reizwäsche
affektiert	Affe ins Bild	schüchtern	
ängstlich	Angsthase ins Bild	sensibel	Sensenmann
belastbar	Bleigürtel	überarbeitet	Aktentürme auf dem Schreibtisch
cholerisch	Coca Cola	verwirrt	Einstein mit Zunge raus/Kabelsalat
depressiv	Saftpresse	Raucher	Churchill
furchtsam		ambulant	Krankenwagen mit Blaulicht
schweigsam	Sicherheitsnadel verschließt beide Lippen	Chirurg	Chirurg mit blutigem Messer in der Hand
gesellig	Zimmermanngeselle	Intensivstation	
gehemmt		Kassenpatient	
hysterisch	meckernde Ziege	Krankmeldung	
stationär	Bahnhof	Kuraufenthalt	Jungbrunnen
Poliklinik	Polyp über Klinik	Notaufnahme	
Spital	Haus im Tal	Pflegefall	Rollstuhl
Privatpatient	Schild „Privatweg"	Pflegestation	
Allergiker		Röntgen	Röntgenbild

7.4   TRAININGSPENSUM UND -ANLEITUNG

Für Figuren und Fakten gilt im Prinzip das Gleiche Trainingsprogramm. Als erstes solltest Du Dich mit der Technik vertraut machen. Bis Du die Technik wirklich verstanden hast und auch richtig anwenden kannst, brauchst Du im Schnitt eine Woche. Die Strategie ist für Ungeübte sehr zeitaufwendig, daher sollte das Ganze **zuerst ohne Zeitdruck** geschehen. Bald wirst Du merken, dass Du bei jedem Versuch schneller und effektiver wirst.

Sobald Du Dich dann mit dem Umgang und den einzelnen Schritten der Techniken sicher fühlst, musst Du sie unter Zeitdruck anwenden. Du kannst Dir aber anfangs mehr Zeit als vorgesehen geben. Dies ist für Ungeübte immer noch sehr schwer. Ein gutes Zeitfenster für Anfänger sind zehn Minuten für die Einprägephase. In der Reproduktionsphase gibt es meist keine Zeitprobleme, Du kannst Dich natürlich trotzdem auch hier langsam an den vorhergesehenen Zeitrahmen herantasten.

Sobald Du Dich bei zehn Minuten sicher fühlst, solltest Du Dich steigern und Dir nur noch neun Minuten für die Einprägephase Zeit geben. Nach diesem Schema solltest Du Dich immer weiter steigern, Dir immer eine Minute weniger Zeit lassen, bis Du bei den Zielzeiten (6 Minuten für Fakten und 4 Minuten für Figuren) angekommen bist und Dich sicher fühlst. Natürlich solltest Du die einstündige Pause zwischen Einpräge- und Reproduktionsphase einhalten und z.B. einen anderen Untertest üben.

Wichtig ist, dass Du möglichst konstant trainierst, d.h. nicht mehr als jeweils eine Übung pro Tag und auch nicht weniger als vier Übungen pro Woche. Mit einem geringen Zeitaufwand von oft weniger als einer halben Stunde pro Übungstag, kannst Du bei diesen beiden Merkfähigkeitstests schon **herausragende Verbesserungen** erreichen.

Merkbox

- ✓ Mit der Loci-Methode zu mehr Gedächtnispower.
- ✓ Beflügele Dein Gedächtnis mit Deiner Kreativität.
- ✓ Scheue Dich nicht vor wilden und moralisch bzw. politisch inkorrekten Assoziationen.
- ✓ Erstelle Dir einen Trainingsplan und trainiere möglichst konstant.
- ✓ Punktebringer! In diesem Untertest kann jeder die volle Punktezahl erreichen.

7.5   ÜBUNGSAUFGABEN

Die dazugehörigen Fakten findet man in der Beispielaufgabe weiter oben.

1) Der ledige Patient ist von Beruf ...

(A) Mechaniker
(B) Rennfahrer
(C) Zahnarzt
(D) Schauspieler
(E) Kameramann

2) Die Kosmetikerin ...

(A) ist nervös
(B) wurde überwiesen
(C) ist depressiv
(D) ist misstrauisch
(E) ist ungestüm

3) Das Alter des Radsport-Profis beträgt ...

(A) ca. 18 Jahre
(B) ca. 22 Jahre
(C) ca. 35 Jahre
(D) ca. 50 Jahre
(E) ca. 70 Jahre

4) Der Schauspieler leidet an ...

(A) Lungenkarzinom
(B) Nasenbluten
(C) Herzversagen
(D) Hodenkrebs
(E) Herzinfarkt

5) Der Patient mit Herzversagen ist von Beruf...

(A) Statiker
(B) Feinmechaniker
(C) Fußballtrainer
(D) Zahnarzt
(E) Kameramann

6) Die Arzt-Helferin ...

(A) ist ledig
(B) ist verheiratet
(C) ist kontaktarm
(D) ist nervös
(E) befindet sich in der Ambulanz

7) Die Diagnose für die Lkw-Führerin lautet ...

(A) Knochenkrebs
(B) Oberschenkelbruch
(C) Hautausschlag
(D) Allergie
(E) Nasenbluten

8) Die an Heiserkeit erkrankte Patientin ist ...

(A) überwiesen
(B) pensioniert
(C) misstrauisch
(D) ungestüm
(E) stupide

9) Der Radsport-Profi heißt ...

(A) Brauner
(B) Schwarzer
(C) Backner
(D) Kasner
(E) Vogel

10) Die Diagnose für den Notfallpatienten lautet:

(A) Rückgratverletzung
(B) Lungenkarzinom
(C) Mundgeruch
(D) Herzinfarkt
(E) Nasenbluten

11) Der ca. 70-jährige Patient leidet
an ...

(A) Knochenkrebs
(B) Herzversagen
(C) Herzinfarkt
(D) Allergie
(E) Karies

12) Der verheiratete Patient heißt ...

(A) Waldner
(B) Strauch
(C) Kasner
(D) Bleibtreu
(E) Dünkel

13) Frau Kasner ist von Beruf ....

(A) Masseuse
(B) Hostess
(C) Technische Zeichnerin
(D) Feinmechanikerin
(E) Lkw - Führerin

14) Der Patient mit dem Hodenkrebs ist ...

(A) wütend
(B) ein Notfall
(C) ängstlich
(D) kontaktarm
(E) stupide

15) Die Patientin mit der Rückgratverletzung ist ...

(A) ca. 18 Jahre
(B) ca. 22 Jahre
(C) ca. 35 Jahre
(D) ca. 50 Jahre
(E) ca. 70 Jahre

16) Frau Strauch ...

(A) ist ledig
(B) wurde überwiesen
(C) ist depressiv
(D) ist nervös
(E) ist verheiratet

17) Die Diagnose für die Kosmetikerin lautet ...

(A) Mundgeruch
(B) Karies
(C) Knochenkrebs
(D) Heiserkeit
(E) Allergie

18) Die Patientin in der Ambulanz ist von
Beruf ...

(A) Hostess
(B) technische Zeichnerin
(C) Feinmechanikerin
(D) Masseuse
(E) Kosmetikerin

19) Die Diagnose für Herrn Vogel lautet
...

(A) Mittelohrentzündung
(B) Hodenkrebs
(C) Knochenkrebs
(D) Oberschenkelbruch
(E) Mundgeruch

20) Der Patient mit der Mittelohrentzündung ...

(A) ist verheiratet
(B) ist depressiv
(C) ist nervös
(D) ist ängstlich
(E) wurde überwiesen

UNTERTEST
TABELLEN UND DIAGRAMME

8 UNTERTEST TABELLEN UND DIAGRAMME

8.1 ALLGEMEINES UND AUFBAU

Sowohl im EMS als auch im TMS ist dieser Test der letzte Untertest des Tages. Nach ca. fünf Stunden konzentrierten Arbeitenes befindet sich i.d.R. nur noch trüber Gehirnmatsch im Kopf, der das Denken zäh macht. Was also in diesem Untertest zählt wie in keinem anderen, ist die **Ausdauer**. Die meisten AbsolventInnen geben in diesem Untertest auf, lehnen sich zurück und warten auf das Ablaufen der Zeit. Das sollte Dir nicht passieren, vielmehr solltest Du die Chance nutzen, Dich bei diesem Untertest nochmal von der Konkurrenz abzusetzen. Deshalb Zähne zusammenbeißen und Dich Stück für Stück durchackern. Das Ziel muss hier nicht die Maximalpunktzahl sein, aber jede Aufgabe, die Du noch bearbeiten kannst, bringt evtl. den entscheidenden Vorteil gegenüber dem "hirntoten" Nachbarn.

Hinzu kommt, dass in den Diagrammen oft sehr komplexe medizinische und naturwissenschaftliche Zusammenhänge dargestellt werden, was die Bearbeitung oft zusätzlich erschwert. Als fertiger Mediziner tut man sich natürlich leichter beim Verständnis der dargestellten Zusammenhänge, aber keine Angst, die Aufgaben sind so gestellt, dass man auch ohne jegliche Vorkenntnisse die gesuchte Aussage identifizieren kann. Du musst nur ganz genau hinschauen.

Im TMS Test werden hier 24 Aufgaben in 60 Min. und im EMS 20 Aufgaben in 50 Min. gestellt, d.h. es stehen 2,5 Min. pro Aufgabe zur Verfügung. Dich alle 2,5 Minuten auf ein neues Szenario einzustellen, kostet Energie. Du solltest Dir im Klaren darüber sein, dass dieser Untertest bewusst als letzter bearbeitet werden muss, um nochmals die Spreu vom Weizen zu trennen. Mit der Gewissheit im Hinterkopf, dass sich die Anderen bei diesem Untertest genauso quälen kannst Du Dich besser auf die Situation einstellen und weißt was auf Dich zukommt. **Sei der Weizen!**

Der Aufbau der Aufgaben ist stets derselbe und gliedert sich in einen Begleittext, ein Diagramm bzw. eine Tabelle und die dazu formulierten Aussagen.

8.2 BEARBEITUNGSSTRATEGIE

1. **Analyse des Diagramms bzw. der Tabelle:** Was wird auf der x-, was auf der y-Achse dargestellt? Wie unterscheiden sich die Gruppen? Was fällt beim Verlauf auf? Gibt es Unterschiede?
2. **Begleittext aufmerksam lesen** und wichtige Informationen markieren/herausschreiben
3. **Art der Fragestellung abspeichern:** Wird die richtige oder die falsche Aussage gesucht?
4. **Aussagen einzeln bearbeiten**

Es empfiehlt sich für die ersten zwei Schritte ca. 2/3 der Bearbeitungszeit aufzuwenden. Denn, je besser Du das Diagramm verstanden hast, desto schneller kannst Du die Aussagen im Anschluss bearbeiten.

TIPP! Oft werden im Begleittext Zahlen, Fakten, Definitionen oder die Beschriftung der Graphen genannt auf die sich später auch die Aussagen beziehen können. Diese wichtigen Informationen solltest Du markieren oder, noch besser, in das Diagramm übertragen. Bsp. TMS II Nr. 182, TMS I Nr. 162 (Beschriftung der Graphen)

VORSICHT! Ein ganz häufiger und vermeidbarer Leichtsinnsfehler ist das Überlesen der Fragestellung: „Welche Aussage ist dieser Information zufolge falsch?" Es passiert schnell, dass man übersieht, dass die falsche Aussage gesucht wird oder nach der Beantwortung der zweiten oder dritten Aussage plötzlich wieder beginnt, die richtige Aussage zu suchen. Empfehlenswert ist es daher bei allen Untertests, bei denen die „falsche Aussage" gesucht wird, „falsch" oder „nicht" deutlich zu markieren.

Du solltest **mindestens zwei Aussagen bearbeiten, bevor Du Dich auf eine Antwort festlegst.** Es passiert nicht selten, dass man erst bei der zweiten Aussage versteht, wie das Diagramm genau auszuwerten ist. Du solltest Dich also nicht auf die Aussage (A) direkt festlegen und zur nächsten Aufgabe weitergehen, sondern mindestens noch Aussage (B) gegenlesen. Es ist jedoch nicht notwendig alle Aussagen zu bearbeiten, bevor Du Dich für eine Antwort entscheidest. Mit dem Ausschlussprinzip lässt sich Zeit sparen.

Auch in diesem Untertest sind die Aufgaben nach Schwierigkeit gestaffelt. Bei den **ersten 8 Aufgaben** ist es **meist leicht,** die gesuchte Aussage mit Sicherheit zu identifizieren. Du solltest daher versuchen v.a. bei den ersten Aufgaben zu punkten. Bist Du Dir bei der Beantwortung einer Aussage unsicher, solltest Du diese am Rand markieren und eher mit der Bearbeitung der nächsten Aussage fortfahren, um eine eindeutig falsche bzw. richtige Aussage zu suchen. Hängst Du allerdings bei einer Aufgabe fest und findest auf Teufel komm raus keinen passenden Lösungsweg, empfiehlt es sich zur nächsten Aufgabe weiterzugehen um keine weitere Zeit zu verschwenden.

8.3 ZU WELCHEN DIAGRAMMTYPEN WERDEN HÄUFIG FRAGEN GESTELLT?

Am häufigsten werden Fragen zu Kreisdiagrammen, Balkendiagrammen und Kurvendiagrammen formuliert. (Test Info´07, 2007, S. 38) Daneben gibt es noch eine unerschöpfliche Anzahl von Sonderformen, die hier nicht besprochen werden. Die Diagramme werden in 2D oder 3D dargestellt. Zweidimensionale Graphen, die als Fläche in nur einer Ebene dargestellt werden, sind i.d.R. einfacher abzulesen als dreidimensionale Darstellungen. Diagramme in 3D, in denen jeder Punkt im Raum durch die Angabe der x, y und z-Koordinate definiert ist, erschweren einem das Ablesen durch die zusätzliche z-Achse und führen damit häufiger zu Leichtsinnsfehlern. Falls Du regelmäßig Schwierigkeiten mit diesen dreidimensionalen Diagrammen hast, kannst Du diese markieren, überspringen und, falls am Ende des Untertests noch Zeit übrig ist, zu ihnen zurückkehren.

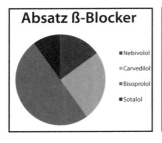 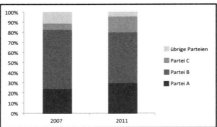 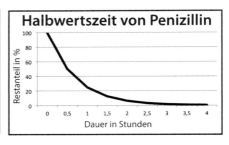

8.4 ABSOLUTE UND RELATIVE ANGABEN

Es ist eminent wichtig die Informationen zu der Aufgabe sorgfältig zu studieren und zu unterscheiden, ob absolute oder relative Angaben dargestellt sind. Absolute Größen sind physikalisch messbare Größen, z.B. Volumen in qm, Geschwindigkeit in m/s oder genereller gesprochen **„harte Fakten"**. Relative Größen hingegen sind nicht direkt messbare Größen. Der Bezugspunkt ist eine – nicht immer bekannte – absolute Basis. Angaben werden z.B. in Prozent, Promille usw. gemacht. Relative Größen sind **Anteile**. (Test Info´07, 2007, S. 39)

Es ist nicht möglich, allein aus relativen Angaben auf die zugrunde liegende absolute Basis rückzuschließen. Ein Beispiel: Partei A hatte 2010 37% der Stimmen, 2011 50%. D.h. aber nicht zwangsläufig, dass Partei A 2011 von mehr Personen gewählt wurde, weil die Anzahl der Wähler nicht genannt ist. Diese falsche Schlussfolgerung ist eine häufig gestellte Falle, auf die Du achten solltest. Damit Du die Art der Angaben nicht überliest, solltest Du Dir im Begleittext und im Graphen relative bzw. absolute Angaben mit einem Textmarker kennzeichnen.

Als Übung empfiehlt sich die Aufgabe Nr. 183 im TMS Buch I (Institut für Test- und Begabungsforschung, TMS I, 1995, Aufgabe 183)

Lösung: Als erstes empfiehlt es sich im Begleittext „**prozentuale Anteile**" sowie links und rechts des Diagramms „%" zu markieren. Aussage (A) ist falsch, da sich die Steigerung in der Aussage auf eine absolute Anzahl bezieht und nicht auf eine Steigerung des prozentualen Anteils um den Faktor 3,5. Die absolute Basis, wie viele 1-15-jährige 1957 bzw. 1997 bei Unfällen starben, ist nicht gegeben. Aussage (B) ist falsch, da der Anteil der Todesfälle, die auf Kreislauferkrankungen zurückzuführen sind nicht in allen Altersgruppen zu-, sondern auch teilweise abgenommen hat. Darüber hinaus kann bei einem Streifendiagramm, das nur zwei Stichproben der Jahre 1957 und 1997 darstellt, keine Aussage über einen Verlauf abgegeben werden. Aussage (C) ist richtig. Hier ist erstmals die Rede von „**prozentualen Anteilen**". Aussage (D) ist falsch, da wie in Aussage (A) über die absolute Anzahl der Menschen keine Aussage getroffen werden kann. Aussage (E) ist falsch, da der prozentuale Anteil der Unfalltoten mit zunehmendem Lebensalter erst ansteigt und dann absinkt.

Weitere Übungsaufgaben zu diesem Thema: TMS II, Nr. 181. EMS TEST INFO Nr. 67

8.5 PROZENT UND PROZENTPUNKT

Auch wenn im TMS und EMS Vorwissen nicht vorausgesetzt wird, ist es für das Verständnis hilfreich, den Unterschied zwischen Prozent und Prozentpunkt zu kennen. Der Prozentpunkt ist ein sprachliches Hilfsmittel zur Bezeichnung des absoluten Unterschiedes zwischen zwei relativen Angaben, die in Prozent vorliegen.

Beispiel:

Eine Partei erhält im ersten Wahljahr 1% der Stimmen. Im zweiten Wahljahr erhält sie 2% der Stimmen. Wäre die Aussage richtig, dass die Partei im zweiten Wahljahr ihren prozentualen Anteil an Stimmen um 1% steigern konnte?

Die Aussage ist falsch, da eine Steigerung um 1% zu einem Ergebnis von 1,01% ($\frac{1}{100} + \frac{1}{100} \times \frac{1}{100} \times 100$) führen würde. Richtig wäre die Aussage, der prozentuale Anteil der Partei hat sich um 100% gesteigert oder eben um einen Prozentpunkt.

Übungsaufgabe: Ein Pharmakonzern vertreibt vier verschiedene ß-Blocker. Dargestellt sind die prozentualen Anteile am Jahresumsatz eines jeden ß-Blockers.

Welche der folgenden Aussagen ist aus der Grafik ableitbar?

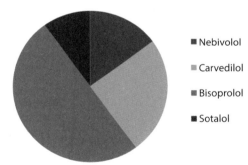

(A) Der prozentuale Jahresumsatz von Bisoprolol war um 25 % größer, als der von Carvedilol.
(B) Prozentual gesehen, war der Umsatz von Sotalol größer als der von Nebivolol.
(C) Der prozentuale Jahresumsatz von Bisoprolol war um 100 % größer als der von Carvedilol.
(D) Bisoprolol wurde im Jahr 2011 häufiger verkauft als Carvedilol.

Lösung: Aussage (A) ist falsch, da der Jahresumsatz nicht um 25%, sondern um 100% größer war. Der Rechenweg wäre folgender: Die Basis wäre hier der 25%ige Anteil von Carvedilol am Gesamtumsatz. Zusätzliche 25% zu diesen 25% wären:

1. $\frac{1}{4} \times \frac{1}{4} = \frac{1}{16}$ bzw. 0,0625 bzw. 6,25%

2. 25% + 6,25% = 31,25%

Aussage (B) ist falsch, da der Umsatz von Sotalol kleiner war, als derjenige von Nebivolol. Aussage (C) ist richtig. Man kann sich die Aussage auch wie folgt vereinfachen: Eine Steigerung um 100% bedeutet eine Verdoppelung. Eine Steigerung um 200% eine Verdreifachung. Eine Steigerung um 300% eine Vervierfachung usw. Aussage (D) ist falsch, da nicht die Anzahl der verkauften Exemplare, sondern der Umsatz angegeben ist. Wenn der Preis von Bisoprolol teurer gewesen wäre als der von Carvedilol, hätten weniger Exemplare verkauft werden müssen.

Übungsaufgabe: Das Risiko einer Mutter, ein Kind mit Downsyndrom zu gebären, beträgt mit 35 Jahren 0,2% und mit 45 Jahren 1%.
- (A) Um das Wievielfache ist das Risiko der 45-jährigen Mutter größer?
- (B) Um wie viel Prozent wurde das Risiko innerhalb von 10 Jahren gesteigert?
- (C) Auf wie viel Prozent des Ausgangswertes wurde das Risiko gesteigert?

Lösung: Zu (A): Das Risiko wurde um den Faktor 5 gesteigert, da 0,2 x 5 = 1. Zu (B): Das Risiko wurde innerhalb von 10 Jahren um 0,8 Prozentpunkte gesteigert bzw. um 400%. Wie oben festgestellt, bedeutet eine Steigerung um 100% eine Multiplikation mit 2, um 200% mit 3, um 300% mit 4 und um 400% mit 5. Zu (C): Wichtig ist die Unterscheidung zwischen den Wörtern **um** und **auf**. Eine Steigerung um 100% bedeutet, dass man 100% zum Ausgangswert addiert. Da der Ausgangswert 100% entspricht und nun **um** 100% gesteigert wurde, ist der neue Wert **auf** 200% gesteigert worden. In dem genannten Beispiel heißt das also, dass der Ausgangswert von 0,2% um 400% gesteigert wurde und nun bei 1% liegt. Da der Ausgangswert von 0,2% den 100% entspricht, wurde der Ausgangswert auf 500% gesteigert.

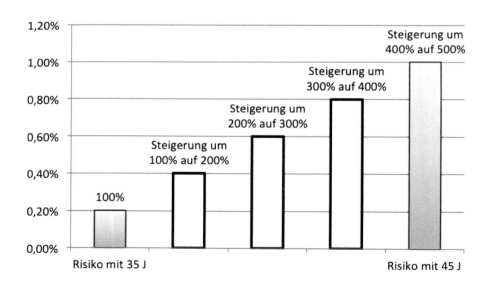

Weitere Übungsaufgaben zu diesem Thema: TMS I Nr. 161(A), Nr. 169 (A), Nr. 174 (D), TMS II Nr. 75

8.6 SÄULENDIAGRAMME

Man unterscheidet **eindimensionale und zweidimensionale Diagramme**. Bei eindimensionalen Säulen- und Balkendiagrammen ist nur eine Achse beschriftet. Die zweite Achse ist allein eine Aufstelllinie ohne Einteilung. Die beschriftete Achse kann sowohl Prozente als auch absolute Werte darstellen. Bei **zweidimensionalen Grafiken** sind sowohl die x- Achse als auch die y-Achse eingeteilt.

Übungsaufgabe: Dargestellt sind die Wahlergebnisse der Parteien A, B, C und übriger Parteien in den Jahren 2007 und 2011. Die Angaben liegen in Prozent vor.

Welche der Aussagen lässt sich richtigerweise ableiten?

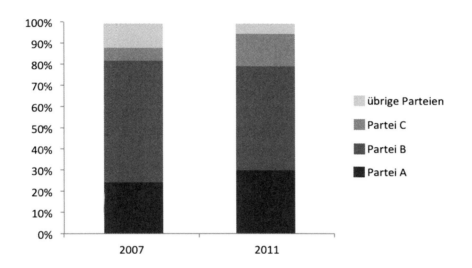

(A) Partei B fiel 2007 um 2 Prozentpunkte auf 80% ab.
(B) Die Anzahl der Stimmen von Partei B nahmen im Vergleich zu 2007 ab.
(C) In Partei B sind nur Nazikommunisten.
(D) Partei B fiel 2011 von 57% auf 50% der Stimmen ab.

Lösung: Aussage (A) ist falsch, da sich in einem gestapelten Säulendiagramm die Anteile zu 100% addieren. Für die Errechnung der Anteile subtrahiert man also die Anteile voneinander. Partei B hatte somit 2007 einen Stimmanteil von 82 % - 25 % = 57 % und 2011 einen Stimmanteil von 80 % - 30 % = 50 %. Aussage (B) ist nicht ableitbar, da die Anzahl der Stimmen nicht angeben wurden. Aussage (C) bleibt ein heißer Kandidat ☺. Aussage (D) muss demnach richtig sein.

TIPP! Eine klassische Falle ist der Versuch, durch optisch gleichhoch wirkende Säulen zu verwirren. Es empfiehlt sich daher mit dem Diagramm zu arbeiten und z.B. parallele Hilfslinien zur Achse bzw. zur Grundfläche in die Diagramme einzuzeichnen, um das Ablesen zu vereinfachen. Selbst minimale Abweichungen sind wichtig!

Weitere Übungsaufgaben zu diesem Thema: TMS II Nr. 161, Nr. 172.

8.7 KURVENDIAGRAMME UND KURVENZÜGE

Dieser Typ von Diagramm hat einen erhöhten Schwierigkeitsgrad. Er beschreibt zwei Größen (x, y) die zueinander in Abhängigkeit stehen können. Oft ist die Aufgabe die Beurteilung der Maxima, Minima und der zugrundeliegenden mathematischen Gesetzmäßigkeit (Test Info´07, 2007, S. 39), die die Abhängigkeit zwischen x- und y-Werten beschreibt. Z.B. Ein direkt proportionaler Zusammenhang, ein exponentieller Zusammenhang etc. Im Folgenden werden daher die wichtigsten Graphen wiederholt, um deren mathematische Funktion im Test auf einen Blick erkennen zu können.

8.7.1 GRUNDBEGRIFFE

Die Achsen im kartesischen Koordinatensystem werden als x- und y-Achse bezeichnet. In einigen Aufgaben fallen jedoch stattdessen auch die Begriffe „Abszisse" und „Ordinate". Die Abszisse ist die x-Achse und die Ordinate die y-Achse *(Merkspruch: Auf der Abszisse kann man absitzen.).* Bsp. EMS TEST INFO Nr. 66, Nr. 77, TMS I Nr. 168. Überprüfe immer die **Einteilung der Achsen**: Die Achsen können sowohl linear, als auch logarithmisch eingeteilt werden. Je nach Einteilung ändert sich auch das Aussehen des Graphen.

Lineare Achseneinteilung: Der gleiche Abstand auf der x- und y-Achse bedeutet die gleiche zahlenmäßige Differenz. P(1/2) ist zweimal so hoch auf der y-Achse wie der Punkt P(1/1) usw.

Logarithmische Achseneinteilung: Gleicher Abstand auf der x- und y-Achse bedeuten NICHT den gleichen zahlenmäßigen Unterschied. P(1/3) ist zehnmal höher auf der y-Achse als P(1/2), P(1/3) ist **100** mal höher auf der y-Achse als P(1/1). Eine einfach logarithmische Achseneinteilung eignet sich daher für die Darstellung von großen Wertebereichen. Bakterien-Wachstum ist ein klassisches Beispiel: während sich die Bakterienanzahl rasant vergrößert, schreitet(n) die Zeit, bzw. die Tage, kontinuierlich fort.

8.7.2 EXPONENTIALFUNKTION

In der Mathematik bezeichnet man als **Exponentialfunktion** eine Funktion der Form $y = a^x$ mit der reellen Basis (oder auch Grundzahl) *a (a > 0 und a ≠ 1)* und dem Exponenten x (reelle Zahl), der die Funktionsvariable der Exponentialfunktion darstellt. Im Gegensatz hierzu stellt bei der Potenzfunktion *(y = x^a)* die Basis die Funktionsvariable dar. Exponentialfunktionen haben in den Naturwissenschaften, z. B. bei der mathematischen Beschreibung von Wachstumsvorgängen von Bakterien oder dem radioaktiven Zerfall von Elementen eine herausragende Bedeutung. (vgl. Wikipedia, 2012)

Die Achsen können linear oder logarithmisch dargestellt werden. Zu beachten ist dabei, dass sich bei einer linearen Achseneinteilung eine Exponentialfunktion als Kurve, jedoch bei der einfach logarithmischen Achseneinteilung als Gerade darstellt. Im Gegensatz zur Kurve schneidet die Gerade die x-Achse nicht im Unendlichen.

Ein gern verwendetes Beispiel für eine fallende Exponentialfunktion ist die **Halbwertszeit**. Die Halbwertszeit ist die Zeitspanne, nach der eine mit der Zeit abnehmende Größe die Hälfte ihres Ausgangswertes erreicht. Bei exponentiellem Wachstum spricht man entsprechend von einer **Verdoppelungszeit** oder (in der Biologie) **Generationszeit**. Die nach einer Halbwertszeit verbliebene Menge einer Substanz halbiert sich im Lauf der nächsten Halbwertszeit erneut, d. h. es verbleibt 1/4; nach 3 Halbwertszeiten folglich 1/8, dann 1/16, 1/32, 1/64 und so weiter. (vgl. Wikipedia, 2012)

Verändert sich ein Bestand pro Zeiteinheit um einen **definierten Prozentsatz** (einen relativen Wert) der sich stets verändernden Basis, bezeichnet man diesen Vorgang als **exponentiellen Zerfall**. Gleichermaßen spricht man bei einer entsprechenden Zunahme von einem **exponentiellen Wachstum**. Den **definierten Prozentsatz** bezeichnet man hierbei als **Wachstumsrate**. Mathematisch wird dieser exponentielle Prozess durch eine **Exponentialfunktion** beschrieben. Verändert sich hingegen ein Bestand pro Zeiteinheit stets um einen **gleichbleibenden Betrag** (entspricht einer absoluten Zahl), bezeichnet man dies als **lineares Wachstum**. (Wikipedia, 2012)

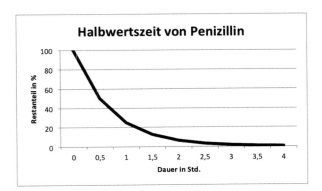 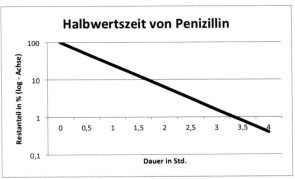

Abbildung 1. Dargestellt ist die Halbwertszeit von Penicillin t(1/2) = 0,5 Std.

Abbildung 2. Dargestellt ist die Halbwertszeit von Penicillin. Achseneinteilung einfach logarithmisch.

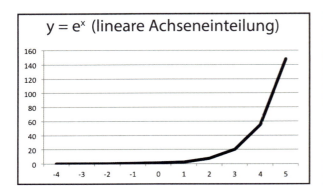
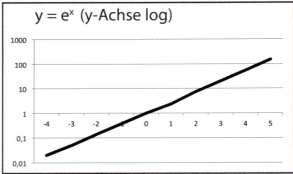

Abbildung 3. Dargestellt ist DIE Exponentialfunktion oder auch e-Funktion. Sie hat zur Basis die eulersche Zahl e = 2,718...

Abbildung 4. In der einfach logarithmischen Achseneinteilung stellt sich die e-Funktion als Gerade dar.

8.7.3 LINEARE FUNKTION

Als allgemeine lineare Funktion wird eine Abbildung der Form $y = mx + t$ bezeichnet, wobei m die Steigung der Funktion und t den Abstand vom 0-Punkt auf der y-Achse angibt. Die Steigung kann folgendermaßen berechnet werden $m = \frac{(y2-y1)}{(x2-x1)} = \frac{Gegenkathete}{Ankathete}$. Wenn $t = 0$ und damit die Funktion den 0-Punkt schneidet, spricht man von von einer *Proportionalität,* einem Sonderfall der Linearität.

Beispiel:

Lena schließt einen neuen Handyvertrag ab und zahlt 9 EUR monatliche Grundgebühr. Sie telefoniert zu einem Minutenpreis von 0,05 EUR.

(A) Wie lautet die Funktionsgleichung?
(B) Welche Kosten entstehen monatlich, wenn Lena 60, 90, 120 Min. telefoniert?
(C) Wie sieht der Graph im Koordinatensystem aus?

Lösung:

(A) x ist die unabhängige Variable für die Gesprächsdauer in Minuten. y = f(x) ist die abhängige Variable für die monatlichen Gesamtkosten in EUR. Die Einheiten Min. und EUR werden bei der Aufstellung der Gleichung weggelassen. Die Funktionsgleichung lautet $y(x) = 0,05x + 9$.

(B)

x (Gesamtdauer der Telefongespräche in Minuten)	60	90	120
y (Gesamtkosten für Grundgebühr und Telefoniekosten in Euro	12	13,5	15

(C)

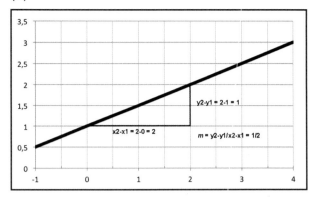
Abbildung 5. Dargestellt ist die Lineare Funktion y = 0,5(x) + 1. Die Steigung wird mitberechnet.

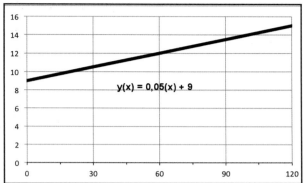
Abbildung 6. Dargestellt ist die Lineare Funktion y = 0,05(X) + 9

8.7.4 MONOTONE BEZIEHUNGEN

Eine weitere funktionelle Beziehung zwischen Variablen kann die sog. positiv monotone bzw. negativ monotone Beziehung darstellen. Als **monoton steigend** bezeichnet man in der Mathematik eine Funktion oder Folge, die nur größer wird oder konstant ist. Umgekehrt bezeichnet man als **monoton fallend**, wenn sie nur kleiner wird oder konstant bleibt. Streng monoton steigend bzw. fallend sind Folgen oder Funktionen, die nur größer bzw. kleiner werden, aber nie konstant sind. Bsp. die Zahlenreihe 1, 3, 5, 7 ist streng monoton steigend. Die Zahlenreihe 1, 2, 2, 3, 4, 5, 5, 7 ist monoton steigend, da die Zahlen 2 und 5 zweimal vorkommen. (Test Info´07, 2007, S. 39)

Beispiel: TMS I Aufgabe Nr. 174 (vgl. Institut für Test- und Begabungsforschung, TMS I, 1995, Nr. 174)

Aussage (A) stellt die Behauptung auf, dass es mit steigendem Lebensalter zu einer kontinuierlichen Zunahme der Unfallhäufigkeit kommt. Dies wäre eine feste Gesetzmäßigkeit und ist bei Betrachtung des Diagramms nicht ableitbar.

Beispiel: TMS I Aufgabe Nr. 176 (vgl. Institut für Test- und Begabungsforschung, TMS I, 1995, Nr. 176)

Aussage (C) stellt die Behauptung auf, dass die Differenz der Atemminutenvolumina, die für eine bestimmte Sauerstoffaufnahme in Meereshöhe und in 3000 m Höhe erforderlich sind, mit dem aufzunehmenden Sauerstoffvolumen zunimmt. Betrachtet man die dazugehörige Tabelle, kann man feststellen, dass dieser Zusammenhang ableitbar ist.

8.7.5 PROPORTIONALITÄT

Die Hersteller des TMS/EMS legen großen Wert auf das Verständnis dieses Begriffs, weswegen sich alle Jahre wieder mehrere Aufgaben zu diesem Thema finden lassen. (Test Info´07, 2007, S. 39) Proportionalität besteht zwischen zwei Größen, wenn sie immer im gleichen Verhältnis zueinander stehen. Bei einer Verdopplung, Verdreifachung, Halbierung der einen Größe, ist dies stets mit der Verdopplung, Verdreifachung, Halbierung der anderen Größe verbunden. Man unterscheidet die direkte und die indirekte (oder auch reziproke) Proportionalität voneinander. (Wikipedia, 2012)

Direkte Proportionalität

Direkte Proportionalität ist gegeben, wenn zwei Größen sich immer im selben Verhältnis vergrößern bzw. verkleinern. Die eine Größe geht aus der anderen durch Multiplikation mit einem immer gleichen Faktor, genannt **Proportionalitätsfaktor,** hervor. Eine proportionale Funktion ist definiert durch $y = m \cdot x$. Der Proportionalitätsfaktor berechnet sich aus $m = \frac{y}{x}$ und ist gleichzeitig die Steigung der Funktion. Im Koordinatensystem stellt sich die Funktion als **Gerade durch den Ursprung** dar.

Beispiel: Volumen und Oberfläche einer Kugel, Preis/kg und Menge von Mettwurst an der Fleischtheke

Indirekte Proportionalität

Die indirekte oder auch umgekehrte Proportionalität beschreibt den Zusammenhang, dass die eine Größe steigt, während die andere Größe im selben Verhältnis sinkt. Wird die eine Größe verdoppelt, verdreifacht, vervierfacht, wird die andere Größe halbiert, gedrittelt, geviertelt. Der Zusammenhang wird durch folgende Funktion beschrieben $y = \frac{1}{x}$. Am einfachsten kann der Zusammenhang erkannt werden, indem man das Produkt der beiden Größen bildet. Wenn das Produkt konstant ist, ist der Zusammenhang indirekt proportional, d.h. $y \cdot x = konstant$. Die Funktion stellt sich im Koordinatensystem als **Hyperbel** dar.

Beispiel: 9 Handwerker verrichten eine Arbeit in 13 Stunden. Wie viel Zeit brauchen dann 7 Handwerker?

x	1	2	3	4	5	6	7	8	9
y	117	58,5	39	29,25	23,4	19,5	16,71	14,625	13

Lösung: 9 Handwerker → 13 h; 1 Handwerker → 9*13 h = 117 h; 7 Handwerker → 117/7 h = 16,71 h.

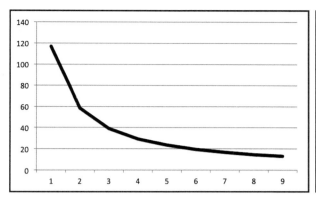
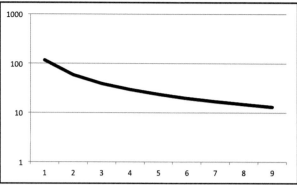

Abbildung 7. Dargestellt ist eine indirekte Proportionalität in Form einer Hyperbel. Der Proportionalitätsfaktor beträgt y*x = 9*13 = 117.

Abbildung 8. Dargestellt ist dieselbe Funktion, allerdings wurde die y-Achse logarythmiert.

Weitere Übungsaufgaben zu diesem Thema:

Exponentialfunktion: TMS I Nr. 177
Lineare Funktion: TMS I Nr. 166 (B), Nr. 175
Proportionalität: TMS I Nr. 162 (A), Nr. 163 (E), Nr. 171 (E), Nr. 176 (B, D), TMS II Nr. 177, Nr. 167

8.8 WEITERE BEARBEITUNGSTIPPS

TIPP! Aussagen, die nicht direkt aus dem Diagramm bzw. der Tabelle **ablesbar** sind, müssen als falsch gewertet werden. Vorsicht bei zu freien Interpretationen oder verallgemeinernden Aussagen (Test Info´07, 2007, S. 39).

Beispiel: TMS I Nr. 161: „(E) Das Arzneimittel ist in der angewandten Dosis auch dann voll wirksam, wenn mehr als 6 Einheiten des Quecksilberpräparates verabreicht werden". (Institut für Test- und Begabungsforschung, TMS I, 1995, S. 78) Im Diagramm werden nur Werte bis maximal 6 Einheiten des Quecksilberpräparates angegeben. Daher kann die Aussage nicht abgelesen werden.

Beispiel: TMS I Nr. 178: „II. Von den Todesfällen unter den 45jährigen gehen etwa 20 Prozent auf die Krankheit X zurück." (Institut für Test- und Begabungsforschung, TMS I, 1995, S. 92) Liest man den Wert in der Graphik ab, sterben tatsächlich 20 % der an der Krankheit X erkrankten 45-jährigen. Allerdings ist die Aussage eine **Verallgemeinerung**. „Todesfälle unter den 45jährigen" bezieht sich somit auf alle Todesfälle unter 45-jährigen. Also auch solche die nicht durch die Krankheit X verursacht wurden. Damit ist die Aussage falsch.

Beispiel: TMS II Nr. 184 „(C) Der häufigste bösartige Tumor bei 35jährigen Frauen ist der Brustkrebs." (Institut für Test- und Begabungsforschung, TMS II, 1995, S. 105) Aus der Abbildung allein ist nur ableitbar, dass bei 35-jährigen Frauen mit 27 % Wahrscheinlichkeit der Primärtumor bei Lebermetastasen ein Brustkrebs ist. Die freie Interpretation, dass Brustkrebs auch der häufigste Tumor von 35-jährigen Frauen ist, ist jedoch nicht zulässig.

TIPP! Die dargestellten wissenschaftlichen Zusammenhänge beruhen auf Tatsachen. Es kommt nicht vor, dass eine Aussage als richtig gewertet werden soll, obwohl sie erwiesenermaßen falsch ist. D.h. **Logik und Vorwissen** über einen Sachverhalt sollten hier angewandt werden und können einem Zeit sparen.

TIPP! Es ist zwar wichtig, genau zu lesen und die Genauigkeit der Angaben zu überprüfen, aber oft sind auch unzureichend genau formulierte Aussagen als richtig zu werten.

Beispiel: EMS TEST INFO Nr. 70: „(C) Bei 37°C können eine oder zwei Phasen auftreten". (Test Info´07, 2007, S. 30) Die Aussage ist richtig, aber korrekt formuliert würde die Aussage (C) lauten: Bei 37 °C können *in Abhängigkeit vom Gew-% Arzneistoff in Wasser* eine oder zwei Phasen auftreten.

Beispiel: TMS II Nr. 173: „(B) Ohne Calcium-Zusatz sind alle Veränderungen durch Adrenalin deutlicher als mit Calcium-Zusatz." (Institut für Test- und Begabungsforschung, TMS II, 1995, S. 94) Das Wort *alle* könnte man hier auch als Hinweis auf eine Allgemeingültigkeit missverstehen. Korrekt hätte die Aussage also lauten müssen: (B) Ohne Calcium-Zusatz sind alle *im Diagramm dargestellten* Veränderungen durch Adrenalin deutlicher als mit Calcium-Zusatz. Die Aussage ist jedoch in der Aufgabe als richtig zu werten. Falls einem also eine **Ungenauigkeit der Formulierung** auffallen sollte, sollte das vermerkt werden. Aber es empfiehlt sich weiter nach einer Aussage zu suchen die eindeutig richtig bzw. falsch ist.

TIPP! Die verwendete **Einheit** im Diagramm bzw. im Aufgabentext kann eine andere sein, als die Einheit der dazugehörigen Frage. Es empfiehlt sich also die Einheiten genau anzuschauen und ggf. ineinander umzurechnen. Bsp. Zeitangabe im Diagramm in Tagen, es wird jedoch nach Stunden gefragt.

Beispiel: TMS II Nr. 165

TIPP! **Signalwörter** markieren: Angaben die eine relative Größe, ein Verhältnis oder sonstige Größen beschreiben müssen markiert werden. Hier ein paar Beispiele: prozentual, relativ, Anteil, Anzahl, stets, immer, nie.

TIPP! Anfangs erscheint dieser Untertest etwas ungewürzt und fade. Trotzdem solltest Du versuchen, Dich für die Inhalte der Aufgaben zu interessieren. Oft werden schließlich medizinisch relevante Themen behandelt, die einem auch später im Studium wieder begegnen werden.

TIPP! Um Deine Energiereserven nicht zu verschleudern, kann es hilfreich sein, nach jeder erledigten Aufgabe eine kurze **regenerative Pause** einzuhalten, in der Du Dich anerkennend lobst und für die nächste Aufgabe motivierst.

8.9   TRAININGSPENSUM UND –ANLEITUNG

Dieser Untertest gehört zu den Untertests, die für eine Verbesserung einen frühzeitigen Trainingsbeginn erfordern. Es empfiehlt sich 2-3 mal pro Woche mind. 30 Min. zu trainieren. Wichtig ist, dass Du nach der Grundlagenerarbeitung erst mit den Originalaufgaben des TMS I und TMS II Buches übst, um ein Gefühl für den Schwierigkeitsgrad und die Häufigkeit der gestellten Fallen zu bekommen. Dafür ist es entscheidend die Aufgaben im Detail durchzuarbeiten, sich jede Aussage durchzulesen und zu entscheiden, warum die jeweilige Aussage richtig oder falsch ist. Um mehr Sicherheit im Umgang mit der Auswertung von Diagrammen und Tabellen zu erlangen, kann es hilfreich sein, ähnliche Diagramme und Tabellen aus einem Lehrbuch zu analysieren, ohne zuvor den Begleittext gelesen zu haben. Wir können dazu das Kurzlehrbuch "Physiologie" von Thieme empfehlen (siehe Bücherempfehlung).

Erst im Anschluss an die aufmerksame Bearbeitung der Originalaufgaben solltest Du mit zusätzlichen Übungsmaterialien Deine Fähigkeiten festigen. Hierzu eignet sich unser **Übungsbuch Diagramme und Tabellen**. In diesem Buch hast du komplette TMS und EMS Simulationen mit denen Du Deine Fähigkeiten in diesem Untertest weiter ausbauen kannst. Nähere Informationen zu diesem Buch findest Du im **Kapitel Buchempfehlungen**.

Die sonstigen, erhältlichen Übungsbücher zu diesem Untertest können wir leider nicht empfehlen, da sie aufgrund der teilweise verwirrenden Fragestellungen nur zu Verunsicherung führen.

Merkbox

- ✓ Kämpfen und Durchhalten! Schritt für Schritt, Aufgabe für Aufgabe abarbeiten.
- ✓ Aufmerksam relative von absoluten Angaben unterscheiden.
- ✓ Keine Angst vor dem Rechnen mit prozentualen Angaben aufkommen lassen.
- ✓ Mit Blickdiagnose eine Exponentialfunktion, eine direkte/indirekte Proportionalität, eine lineare Funktion erkennen können.

UNTERTEST
PLANEN UND
ORGANISIEREN

9 UNTERTEST PLANEN UND ORGANISIEREN

9.1 ALLGEMEINES UND AUFBAU

Der Untertest Planen und Organisieren wird nur im EMS, nicht aber im TMS abgeprüft. Laut EMS Test Info prüft dieser Test „Fähigkeiten, die für eine effiziente Selbstorganisation im Studium wichtig sind." (Test Info´07, 2007, S. 19) Personen ohne ein ausgeprägtes Talent für Zeitmanagement, sollten sich trotzdem keine Sorgen machen. Man kann in diesem Untertest unabhängig davon eine gute bis sehr gute Leistung erbringen. Es werden verschiedenste, nicht zwingend medizinisch relevante Szenarien vorgestellt, für die man einen **Zeitplan entwerfen** soll. In der Regel wird zur einfacheren Lösung der Aufgabe Hilfsmaterial, z. B. in Form eines Kalenders, einer Tabelle oder einer Skizze, angeboten.

Der Untertest dauert 60 Minuten. Laut Testhersteller variiert die Anzahl der Szenarien. Im EMS 2011 gab es drei Szenarien, im EMS 2007 vier Szenarien. Es werden allerdings immer insgesamt 20 Fragen gestellt. D.h. bei vier Szenarien hat man pro Szenario 15 Minuten Zeit, bei drei Szenarien 20 Minuten.

Die Fragen zu den einzelnen Szenarien sind nach Schweregrad gestaffelt. Die ersten Fragen sind in der Regel einfache Ablesefragen, die letzten Fragen hypothetische Annahmen zu veränderten Rahmenbedingungen des Szenarios. Man muss zur Beantwortung dieser schweren Fragen folglich sein aufgestelltes Szenario modifizieren um die Frage korrekt lösen zu können.

9.2 BEARBEITUNGSTIPPS

Die Szenarien sind meist komplex. Wenn vier Szenarien zu bearbeiten sind, empfiehlt es sich, sich von vornherein **auf drei Szenarien zu beschränken**. Damit hat man pro Szenario 20 Minuten statt 15 Minuten Zeit.

Den Großteil der Zeit **(2/3 der Zeit)** solltest Du auf die korrekte **Erstellung des Zeitplans bzw. der Tabelle, des Kalender etc.** verwenden und nur 1/3 der Zeit auf die Lösung der Fragen. Pro Frage hast Du dann noch in etwa 1:20 Minuten Zeit.

Zuerst solltest Du die **Aufgabe einmal komplett lesen**, um den Sachverhalt zu verstehen.

Im zweiten Schritt solltest Du nun alle Informationen in Form von Notizen, Tabellen oder einer Graphik **komprimiert veranschaulichen**. Das hat den Zweck Dir zu „überlegen, was einzelne Wörter bedeuten, wie viele Informationen Sie haben, welche Informationen relevant sind, wo Widersprüche bestehen etc." (Test Info´07, 2007, S. 35)

Ordentlichkeit und **Sauberkeit** ist das A und O bei diesem Untertest. Du solltest nicht unüberlegt die Hilfsmittel (wie Kalender, Tabelle etc.) vollkritzeln, sondern folgende Regeln strikt beachten:

1) mit Abkürzungen arbeiten: lange Sätze wie „1. Treffen mit dem Betreuer" abkürzen mit beispielsweise **„1. Tref. Betr."** oder noch kürzer **„1. T. Btr."**

2) mit **Farbmarkern** kausal zusammenhängende Informationen markieren.

Du solltest (z.B. im Kalender) immer noch genug Platz haben, um Änderungen durchführen zu können, d.h. Du musst vorausschauend arbeiten und Leichtsinnsfehler einkalkulieren. Genügend Freiraum für Modifikationen zu lassen ist auch immens wichtig zur korrekten Bearbeitung der schweren Fragen, bei denen die Szenarien zumeist abgeändert werden müssen.

Nach der Erstellung eines Plans, ist es unbedingt notwendig, dass Du die **Übertragung jeder Angabe** unter Berücksichtigung der Einschränkungen nochmals **auf Richtigkeit überprüfst** und erst danach die Fragen beantwortest. Dieser Schritt ist essentiell und dauert nicht lange, da Du alle Informationen bereits im Kopf hast und an dieser Stelle am leichtesten Fehler korrigieren kannst bevor du alle Fragen falsch beantwortest. Bitte spare hier nicht an Zeit, denn nur eine einzige falsch eingetragene Information kann den gesamten Plan ändern, da sich die Angaben meistens relativ zueinander verhalten.

9.3 TRAININGSPENSUM

Dieser Untertest ist leider nicht sonderlich gut trainierbar. Und da es leider sehr wenig Übungsmaterial zu diesem Thema auf dem Markt gibt, ist die Vorbereitung zudem äußerst limitiert. Es würde sich aber empfehlen 2 x pro Woche 30 Minuten zu üben und mit der Bearbeitung der veröffentlichten Übungsszenarien der EMS Test Info zu beginnen.

9.4 ÜBUNGSAUFGABEN

9.4.1 SZENARIO EMS TEST VORBEREITUNG

Steffanie will Medizin in der Schweiz studieren und sich ausreichend auf den EMS Test vorbereiten. Sie hat sich in Foren und auf Wikipedia informiert und will sich nun einen Lernplan erstellen.

Sie will sich 5 Wochen vorbereiten und teilt die Zeit in 2 Phasen ein. Die ersten 2 Wochen will sie 1,5 Stunden pro Tag lernen, die folgenden 3 Wochen will sie das Lernpensum erhöhen und 2 Stunden pro Tag üben. Sie möchte 6 Tage die Woche lernen und sich nur den Sonntag freihalten.

Darüber hinaus muss sie folgendes berücksichtigen:

- ✓ EMS Test am Fr. 6.7. (kein Lerntag)
- ✓ Der letzte Tag vor dem EMS soll zur Entspannung frei bleiben. Sie möchte sich bis zu diesem Tag ohne einen Tag Pause auf den EMS vorbereiten.
- ✓ Am Mi. den 13.6. hat ihre beste Freundin Geburtstag. An diesem Tagen kann sie nicht lernen.
- ✓ Beschaffung des Übungsmaterials und Recherche: 5 Tage
- ✓ Kopieren des Übungsmaterials im Copyshop: 1 Tag
- ✓ Beschaffung des Übungsmaterials, Recherche und Kopieren des Übungsmaterials sollen vor der Phase 1 stattfinden. Auch hier soll der So. frei bleiben.
- ✓ Pfingstferien: 26.5 – 29.5.
- ✓ Osterferien: 31.3 – 10.4.. Sie will in dieser Zeit Ski fahren gehen und kann nicht lernen.
- ✓ Matura Prüfung schriftlich: 7.5. – 9.5. (keine Lerntage)
- ✓ Matura Prüfung mündlich: 4.6.: (kein Lerntag)
- ✓ Für die Vorbereitung auf die schriftliche Maturaprüfung plant sie 4 Wochen (28 Tage) Lernaufwand ein. Für die Vorbereitung auf die mündliche Maturaprüfung plant Sie 3 Wochen (21 Tage) Lernaufwand ein. Auch hier will sie sich den So. frei halten und nicht lernen. Die Vorbereitungszeit auf die Matura kann nicht zur Vorbereitung auf den EMS genutzt werden.
- ✓ Nach Möglichkeit sollten die Lernphasen in unmittelbarer Nähe vor der jeweiligen Prüfung (Matura schriftlich/mündlich, EMS Test) liegen.
- ✓ Sie plant zusätzlich einen Zeitpuffer von 1 Tag den sie ans Ende der 2. Lernphase legen will.

Die folgenden Untertests will sie auf 6 Tage pro Woche verteilen. Die verschiedenen Typen der Untertests dürfen pro Tag nur 1-mal geübt werden. **Erstelle den Lernplan für Steffanie unter Berücksichtigung aller Vorgaben.**

Untertest	Phase 1 - Lernpensum/Woche	Phase 2 - Lernpensum/Woche	Einschränkungen
Figuren und Fakten lernen	2x 30 min	3x 30 min	Der Test ist in eine Einprägungs- und eine Reproduktionsphase unterteilt. Dazwischen soll der Test medizinisch naturwiss. Grundverständnis oder Tabellen und Diagramme stattfinden.
Muster zuordnen	2x 20 min	3x 30 min	Sollte in Phase 2 mit Schlauchfiguren am selben Tag stattfinden
Schlauchfiguren	3x 20 min	3x 20 min	
Konzentrationstest	6x 10 min 1x 10 min (Auswertung eines Konzentrationstests)	6x 10 min 1x 10 min (Auswertung eines Konzentrationstests)	Es soll 1 Konzentrationstest pro Woche ausgewertet werden. Die Auswertung soll am Ende der Lernwoche erfolgen. Die Auswertung und der Konzentrationstest können am gleichen Tag stattfinden.
Quantitative und formale Probleme	3x 30 min	3x 30 min	Muss, sofern möglich, in Kombination mit Textverständnis trainiert werden.
Textverständnis	2x 30 min	2x 30 min	Muss, sofern möglich, in Kombination mit Quantitative und formale Probleme trainiert werden.
Medizinisch naturwiss. Grundverständnis	1x 50 min	2x 50 min	
Planen und Organisieren	2x 30 min	2x 30 min	
Tabellen und Diagramme	1x 50 min	2x 50 min	

	Tag 1	Tag 2	Tag 3	Tag 4	Tag 5	Tag 6
Phase 1						
Phase 2						

März

Do	1	
Fr	2	
Sa	3	
So	4	
Mo	5	
Di	6	
Mi	7	
Do	8	
Fr	9	
Sa	10	
So	11	
Mo	12	
Di	13	
Mi	14	
Do	15	
Fr	16	
Sa	17	
So	18	
Mo	19	
Di	20	
Mi	21	
Do	22	
Fr	23	
Sa	24	
So	25	
Mo	26	
Di	27	
Mi	28	
Do	29	
Fr	30	
Sa	31	

April

So	1	
Mo	2	
Di	3	
Mi	4	
Do	5	
Fr	6	
Sa	7	
So	8	
Mo	9	
Di	10	
Mi	11	
Do	12	
Fr	13	
Sa	14	
So	15	
Mo	16	
Di	17	
Mi	18	
Do	19	
Fr	20	
Sa	21	
So	22	
Mo	23	
Di	24	
Mi	25	
Do	26	
Fr	27	
Sa	28	
So	29	
Mo	30	

Mai

Di	1	
Mi	2	
Do	3	
Fr	4	
Sa	5	
So	6	
Mo	7	
Di	8	
Mi	9	
Do	10	
Fr	11	
Sa	12	
So	13	
Mo	14	
Di	15	
Mi	16	
Do	17	
Fr	18	
Sa	19	
So	20	
Mo	21	
Di	22	
Mi	23	
Do	24	
Fr	25	
Sa	26	
So	27	
Mo	28	
Di	29	
Mi	30	
Do	31	

Juni

Fr	1	
Sa	2	
So	3	
Mo	4	
Di	5	
Mi	6	
Do	7	
Fr	8	
Sa	9	
So	10	
Mo	11	
Di	12	
Mi	13	
Do	14	
Fr	15	
Sa	16	
So	17	
Mo	18	
Di	19	
Mi	20	
Do	21	
Fr	22	
Sa	23	
So	24	
Mo	25	
Di	26	
Mi	27	
Do	28	
Fr	29	
Sa	30	

Juli

So	1	
Mo	2	
Di	3	
Mi	4	
Do	5	
Fr	6	EMS TEST
Sa	7	
So	8	
Mo	9	
Di	10	
Mi	11	
Do	12	
Fr	13	
Sa	14	
So	15	
Mo	16	
Di	17	
Mi	18	
Do	19	
Fr	20	
Sa	21	
So	22	
Mo	23	
Di	24	
Mi	25	
Do	26	
Fr	27	
Sa	28	
So	29	
Mo	30	
Di	31	

1) Welche der folgenden Aussagen über die Reihenfolge der Untertests im Wochenplan trifft bzw. treffen zu?

   I.   In Lernphase 1 und 2 werden an mindestens zwei Tagen die gleiche Kombination an Untertests trainiert.
   II. In Lernphase 1 fällt jeder Untertest auf einen bestimmten Tag, außer Schlauchfiguren und Muster zuordnen, die miteinander vertauscht werden können.

   (A)   Nur Aussage I trifft zu.
   (B)   Nur Aussage II trifft zu.
   (C)   Beide Aussagen treffen zu.
   (D)   Keine der beiden Aussagen trifft zu.

2) Welche der folgenden Aussagen trifft bzw. treffen zu?
   I.   Insgesamt bereitet sich Steffanie 42 Stunden auf den EMS vor.
   II. In Phase 2 übt sie an mindestens einem der 6 Tage folgende Untertests: Quantitative und formale Probleme, Schlauchfiguren, Muster zuordnen, Konzentrationstest, Textverständnis.

   (A)   Nur Aussage I trifft zu.
   (B)   Nur Aussage II trifft zu.
   (C)   Beide Aussagen treffen zu.
   (D)   Keine der beiden Aussagen trifft zu.

3) Welche der folgenden Aussagen über den Zeitplan trifft bzw. treffen zu?
   I.   Am 10.3. beginnt Steffanie mit der Recherche und Bestellung des EMS Übungsmaterials.
   II. Steffanie kann sich einen Tag der Pfingstferien frei nehmen und muss an diesem nicht für die mündliche Matura lernen.

   (A)   Nur Aussage I trifft zu.
   (B)   Nur Aussage II trifft zu.
   (C)   Beide Aussagen treffen zu.
   (D)   Keine der beiden Aussagen trifft zu.

4) Angenommen Steffanie will eine Lerngruppe bilden. Ihr Kumpel Horst ist gut in Quantitative und formale Probleme. Steffie will ihm im Gegenzug bei Textverständnis helfen. Sie wollen 2 mal pro Woche gemeinsam trainieren. Horst hat allerdings nur jeweils Mittwoch und Freitag vom 9.6 – 2.7. Zeit.

   I.   Sie könnten 6-mal gemeinsam trainieren.
   II. Die Auswertung des Konzentrationstests würde dann in der 2. Phase der Vorbereitung jeweils auf einen Dienstag fallen.

(A) Nur Aussage I trifft zu.

(B) Nur Aussage II trifft zu.

(C) Beide Aussagen treffen zu.

(D) Keine der beiden Aussagen trifft zu.

5) Welche der folgenden Aussagen über die Auswirkungen unvorhergesehener Ereignisse trifft bzw. treffen zu?

I. Angenommen Steffanie erkrankt vom 14.6 bis 18.6 an einer Grippe und kann in dieser Zeit nicht lernen. Dann könnte sie die verlorene Zeit dadurch aufholen, indem sie die restlichen Sonntage jeweils 3 Stunden arbeitet.

II. Angenommen Steffanie vernachlässigt die Matura, um sich mehr auf die EMS Vorbereitung konzentrieren zu können und lernt nur jeweils 6 Tage für die mündliche und schriftliche Matura. Wenn sie insgesamt 8 Wochen (48 Tage) für den EMS trainieren will, dann müsste sie am Do. den 12.4. mit der Recherche beginnen.

(A) Nur Aussage I trifft zu.

(B) Nur Aussage II trifft zu.

(C) Beide Aussagen treffen zu.

(D) Keine der beiden Aussagen trifft zu.

9.4.2   SZENARIO INGE KOSCHMIDDER

Oma Koschmidder plant ihren Tagesablauf. Da sie schon etwas altersschwach und gangunsicher ist, bewegt sie sich ausschließlich mit ihrem Rollator vorwärts und will die einzelnen Termine in kürzester Zeit erledigen. Jeder Termin ist an ein Zeitfenster gebunden und kann nur innerhalb dieses Zeitrahmens erledigt werden.

Folgende Zeitfenster gelten für die einzelnen Termine:

Zahnarzt:	10:30 – 13:40 Uhr
Notar:	09:00 – 13:50 Uhr
Post:	09:30 – 10:45 Uhr
Lotterie:	13:40 – 15:00 Uhr
Friedhof:	ab 13:30 Uhr

Für jede Erledigung braucht Inge eine Stunde. Sie möchte zu ihrem ersten Termin zur frühesten möglichen Uhrzeit erscheinen. Die folgende Tabelle gibt die „Rolldauer" zwischen den einzelnen Orten an. Z.B. von der Post zur Lotterie rollt Oma Inge in 10 Minuten.

von – nach	Notar	Lotterie	Post	Friedhof	Zahnarzt
Notar	---	5 min	20 min	20 min	40 min
Lotterie	5 min	---	10 min	10 min	30 min
Post	20 min	10 min	---	15 min	5 min
Friedhof	20 min	10 min	15 min	---	10 min
Zahnarzt	40 min	30 min	5 min	10 min	---

Als **optimal** gilt derjenige Ablaufplan, der in der kürzesten möglichen Zeit alle zeitlichen und räumlichen Vorgaben berücksichtigt. Es ist zu beachten, dass keine Pausen zwischen den Terminen gemacht werden dürfen.

Ferner ist zu beachten:
- ✓ Anfahrtszeit zum ersten Termin beträgt 40 Minuten
- ✓ Heimfahrt vom letzten Termin beträgt 30 Minuten

6) Welche Aussage zu den folgenden Aussagen über die Reihenfolge der Erledigungen trifft bzw. treffen zu?

   I. Ließe man die zeitlichen und räumlichen Vorgaben außer Acht, so gäbe es genau 20 Möglichkeiten, die fünf Erledigungen in eine Reihenfolge zu bringen.
   II. Wenn jedoch die zeitlichen und räumlichen Vorgaben berücksichtigt werden, wäre für Oma Inge die letzte Erledigung die Lotterie.

   (A) Nur Aussage I ist richtig.
   (B) Nur Aussage II ist richtig.
   (C) Beide Aussagen treffen zu.
   (D) Keine der beiden Aussagen trifft zu.

7) Welche Aussage zu den folgenden Aussagen über die Reihenfolge der Erledigungen trifft bzw. treffen zu?

   I. Der optimale Ablaufplan sieht einen Start bei der Post vor.
   II. Dem optimalen Zeitplan zufolge ist die letzte Erledigung um 16:10 Uhr beendet und Oma Inge nach 7 Stunden und 10 Minuten wieder daheim.

   (A) Nur Aussage I ist richtig.
   (B) Nur Aussage II ist richtig.
   (C) Beide Aussagen treffen zu.
   (D) Keine der beiden Aussagen trifft zu.

8) Wenn man annimmt – nur für diese Aufgabe -, dass sie den optimalen Ablaufplan gewählt hat und die erste Erledigung um 9:30 Uhr beginnt, welche der folgenden Aussagen über die Auswirkung von Verzögerungen trifft bzw. treffen zu?

I. Wenn die erste Erledigung 10 Minuten länger dauert als vorgesehen, könnten die restlichen vier Termine noch in den vorgegebenen Zeiträumen stattfinden.

II. Wenn der zweite Termin 5 Minuten länger, aber der vierte Termin dafür 15 Minuten kürzer dauert, kann sie alle Termine im vorgegebenen Zeitfenster erledigen.

(A) Nur Aussage I ist richtig.
(B) Nur Aussage II ist richtig.
(C) Beide Aussagen treffen zu.
(D) Keine der beiden Aussagen trifft zu.

9) Welche Aussagen über die Auswirkung veränderter Rahmenbedingungen trifft bzw. treffen zu?

I. Wenn Inge Koschmidder sich an keine vorgegebenen Zeitfenster halten müsste, wäre die kürzeste Wegstrecke zwischen den Erledigungen in 40 Minuten zurücklegbar.

II. Angenommen Oma Inge würde von vornherein auf die Lotterie verzichten, dann könnte sie bei Berücksichtigung aller zeitlichen und räumlichen Vorgaben die Dauer der Wegstrecke auf 2 Stunden und 20 Minuten verkürzen (Anfahrtszeit und Heimweg mit eingerechnet).

(A) Nur Aussage I ist richtig.
(B) Nur Aussage II ist richtig.
(C) Beide Aussagen treffen zu.
(D) Keine der beiden Aussagen trifft zu.

10) Überprüfen Sie folgende Aussagen: Angenommen die Lotterie öffnet bereits um 13:20 Uhr ihre Türen…

I. In diesem Fall wäre eine Verschiebung des ersten Termins um eine halbe Stunde nach hinten möglich.

II. Dann könnte Oma Inge bereits 10 Minuten früher zu Hause sein.

(A) Nur Aussage I ist richtig.
(B) Nur Aussage II ist richtig.
(C) Beide Aussagen treffen zu.
(D) Keine der beiden Aussagen trifft zu.

9.5 MUSTERLÖSUNGEN ZU DEN ÜBUNGSAUFGABEN

In den im Folgenden beschriebenen Lösungen zu den beiden Übungsszenarien haben wir versucht anhand einiger Fragen eine exemplarische, strukturierte Bearbeitungsstrategie zu demonstrieren. Allerdings haben wir nicht zu jeder Frage eine Musterlösung geschrieben, damit Du noch ein wenig selbst knobeln musst. Die korrekten Antworten zu den Fragen, die nicht explizit in diesem Kapitel besprochen werden findest Du am Ende des Buches im Kapitel Lösungen.

9.5.1 MUSTERLÖSUNG SZENARIO EMS TEST VORBEREITUNG

Du erstellst einen Wochenplan für 6 Tage, der dann in Phase 1 zwei Mal wiederholt und in Phase 2 drei Mal wiederholt wird. Die einzelnen Tage sind wie Bausteine, die miteinander verschoben werden können. D.h. es gibt keine Reihenfolge der Tage. Du versuchst also 6 Bausteine zu basteln, die in Phase 1 pro Tag 1,5 h dauern und in Phase 2 2 h. In Phase 1 können nur Schlauchfiguren und Muster zuordnen miteinander vertauscht werden, alle anderen Untertests sind fix. In Phase 2 sind alle Untertests fix und können nicht variiert werden.

	Tag 1		Tag 2		Tag 3		Tag 4		Tag 5		Tag 6	
Phase 1 (1,5h/Tag)	Fig/Fak	30	Text	30	Fig/Fak	30	Quant	30	Text	30	Konz	20
	GV	50	Quant	30	Tab Konz	50	P&O	30	Quant	30	P&O	30
	Konz	10	Konz	10		10	Konz	10	Konz	10	SF Muster	20
			SF bzw. Muster	20			SF bzw. Muster	20	SF bzw. Muster	20		20
Phase 2 (2h/Tag)	Fig/Fak	30	Text	30	Fig/Fak	30	Fig/Fak	30	Text	30	Konz	20
	GV	50	Quant	30	GV	50	Tab	50	Quant	30	Tab	50
	Konz	10	Konz	10	Konz	10	Konz	10	Konz	10	SF	20
	Quant	30	SF	20	P&O	30	P&O	30	SF	20	Muster	30
			Muster	30					Muster	30		

Fig/Fak = Figuren und Fakten lernen
GV = med. naturw. Grundverständnis
Konz = Konzentrationstest

SF = Schlauchfiguren
Muster = Muster zuordnen
Text = Textverständnis

P&O = Planen und Organisieren
Quant = Quantitative und formale Probleme
Tab = Tabellen und Diagramme

2012		März		April		Mai	
Do	1		So	1		Di	1
Fr	2		Mo	2		Mi	2
Sa	3		Di	3		Do	3
So	4		Mi	4		Fr	4
Mo	5		Do	5		Sa	5
Di	6		Fr	6		So	6
Mi	7		Sa	7		Mo	7	Matura schr.
Do	8		So	8		Di	8	Matura schr.
Fr	9		Mo	9		Mi	9	Matura schr.
Sa	10	Recherche (5 Tage)	Di	10		Do	10	Lernbeginn Mat. mdl.
So	11		Mi	11		Fr	11
Mo	12		Do	12		Sa	12
Di	13		Fr	13		So	13
Mi	14		Sa	14		Mo	14
Do	15		So	15		Di	15
Fr	16	Kopieren	Mo	16		Mi	16
Sa	17	1. Wo. Phase 1	Di	17		Do	17
So	18		Mi	18		Fr	18
Mo	19		Do	19		Sa	19
Di	20		Fr	20		So	20
Mi	21		Sa	21		Mo	21
Do	22		So	22		Di	22
Fr	23		Mo	23		Mi	23
Sa	24	Lernbeginn Mat. schr.	Di	24		Do	24
So	25		Mi	25		Fr	25
Mo	26		Do	26		Sa	26	Pfingsten
Di	27		Fr	27		So	27
Mi	28		Sa	28		Mo	28
Do	29		So	29		Di	29
Fr	30		Mo	30		Mi	30
Sa	31	Osterferien				Do	31

		Juni		Juli	
Fr	1		So	1	
Sa	2		Mo	2	
So	3		Di	3	
Mo	4	Matura mdl.	Mi	4	Reservetag
Di	5	2. Wo. Phase 1	Do	5	Frei
Mi	6		Fr	6	EMS TEST
Do	7		Sa	7	
Fr	8		So	8	
Sa	9		Mo	9	
So	10		Di	10	
Mo	11		Mi	11	
Di	12	1. Wo. Phase 2	Do	12	
Mi	13	*beste Freundin	Fr	13	
Do	14		Sa	14	
Fr	15		So	15	
Sa	16		Mo	16	
So	17		Di	17	
Mo	18		Mi	18	
Di	19		Do	19	
Mi	20	2. Wo. Phase 2	Fr	20	
Do	21		Sa	21	
Fr	22		So	22	
Sa	23		Mo	23	
So	24		Di	24	
Mo	25		Mi	25	
Di	26		Do	26	
Mi	27	3. Wo. Phase 2	Fr	27	
Do	28		Sa	28	
Fr	29		So	29	
Sa	30		Mo	30	
			Di	31	

2) Welche der folgenden Aussagen trifft bzw. treffen zu?
   I. Falsch. 6 Tage * 2 = 12 Tage á 1,5 h plus 6 Tage *3 á 2 h. Insgesamt: 54 h. (Die Empfehlung von Wikipedia liegt bei 30 – 35 h)

5) Welche der folgenden Aussagen über die Auswirkungen unvorhergesehener Ereignisse trifft bzw. treffen zu?
   I. Richtig. Sie muss 4 Tage nachholen. Ihr stehen dafür 2 Sonntage und der Reservetag zur Verfügung. Da sie an den Sonntagen jeweils 3 h arbeitet, kann sie einen ganzen Tag und 1 h eines anderen Tages nachholen. Da sich in oben gezeigter Lösung Tag 2, Tag 5 und Tag 6 in 2 x 1 h zerlegen lassen, (Text+Quant, Konz+SF+Muster; Konz+SF+Muster, Tab+Auswertung) kann sie diese Tage aufsplitten.
   II. Richtig. Sie braucht demnach für die EMS Vorbereitung 48 Lerntage + 5 Tage Recherche + 1 Tag Kopieren = 54 Tage. Durch Abzählen der Tage bei Verkürzung der Maturavorbereitung auf jeweils 6 Tage, kommt man auf Do. den 12.4.12, an dem sie mit der Recherche beginnen muss.

9.5.2 MUSTERLÖSUNG SZENARIO INGE KOSCHMIDDER

Wie bei dem Szenario Zimmersuche ist es auch hier hilfreich, Dir die Zeitfenster der Erledigungen grafisch darzustellen.

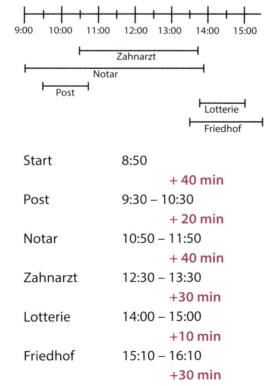

Start	8:50	
		+ 40 min
Post	9:30 – 10:30	
		+ 20 min
Notar	10:50 – 11:50	
		+ 40 min
Zahnarzt	12:30 – 13:30	
		+30 min
Lotterie	14:00 – 15:00	
		+10 min
Friedhof	15:10 – 16:10	
		+30 min
Zuhause	16:40	
Gesamtdauer	**7 h 50 min**	

6) Welche Aussage zu den folgenden Aussagen über die Reihenfolge der Erledigungen trifft bzw. treffen zu?
   I. Falsch, 5*4*3*2*1 = 120
   II. Falsch, Friedhof

7) Welche Aussage zu den folgenden Aussagen über die Reihenfolge der Erledigungen trifft bzw. treffen zu?
   I. Richtig, erste Erledigung kann nur die Post sein, weil die ja bereits um 10:45 wieder schließt.
   II. Falsch, der letzte Termin ist zwar Friedhof 15:10 – 16:10, aber weil sie zusätzlich 40 min Anfahrt hat, ist sie erst nach 7 h 50 min wieder daheim.

8) Wenn man annimmt – nur für diese Aufgabe -, dass sie den optimalen Ablaufplan gewählt hat und die erste Erledigung um 9:30 Uhr beginnt, welche der folgenden Aussagen über die Auswirkung von Verzögerungen trifft bzw. treffen zu?
   I. Falsch, da es bei der Lotterie zu lange dauern würde.

Post	9:30 – 10:40
	+20 min
Notar	11:00 – 12:00
	+40 min
Zahnarzt	12:40 – 13:40
	+30 min
Lotterie	14:10 – *15:10*

   II. Richtig, alle Vorgaben können eingehalten werden.

Post	9:30 – 10:30
	+20 min
Notar	10:50 – *11:55*
	+40 min
Zahnarzt	12:35 – 13:35
	+30 min
Lotterie	14:05 – 14:50
	+10 min
Friedhof	15:00 – 16:00
	+30 min
Zuhause	16:30

9) Welche Aussagen über die Auswirkung veränderter Rahmenbedingungen trifft bzw. treffen zu?

    I.   Falsch, richtig wäre   **20 Minuten**

Notar – Lotterie	5 min
Lotterie – Post	10 min
Post – Zahnarzt	5 min
Zahnarzt – Friedhof	10 min

    II.   Richtig.

Start	8:50	
		+ 40 min
Post	9:30 – 10:30	
		+ 20 min
Notar	10:50 – 11:50	
		+ 40 min
Zahnarzt	12:30 – 13:30	
		+10 min
Friedhof	13:40 – 14:40	
		+30 min
Zuhause	15:10	

Gesamtdauer: 20 min + 40 min +10 min + (40 min Anfahrt + 30 min Heimfahrt) = 140 min **= 2 h 20 min**

10) Überprüfen Sie folgende Aussagen: Angenommen die Lotterie öffnet bereits um 13:20 Uhr ihre Türen…

    I.   Falsch, da in der Post nur 1 h 15 min zur Verfügung stehen → Verschiebung nach hinten maximal um 15 min möglich.

    II.   Richtig, da sich eine neue Reihenfolge ergeben würde (Zahnarzt und Notar sind vertauscht).

Post	9:30 – 10:30	
		+5 min
Zahnarzt	10:35 – 11:35	
		+ 40 min
Notar	12:15 – 13:15	
		+ 5 min
Lotterie	13:20 – 14:20	
		+10 min
Friedhof	14:30 – 15:30	
		+30 min
Zuhause	16:00	

9.6 MUSTERLÖSUNGEN ZUR EMS TEST INFO

Die folgenden Musterlösungen enthalten Lösungsvorschläge für die drei veröffentlichten Original-aufgaben der EMS TEST INFO (Test Info´07, 2007). Diese Informationsbroschüre erhältst Du nach Deiner Anmeldung für den EMS vom Testhersteller bis spätestens 6 Monate vor dem Testtag. Diese Musterlösungen verdeutlichen Dir nochmals wie Du die Aufgaben Schritt für Schritt lösen kannst.

9.6.1 SZENARIO SEMESTERARBEIT EMS TEST INFO

Herangehensweise
1. Schritt: Reihenfolge der Tätigkeiten

Es empfiehlt sich, nach dem ersten Durchlesen die Tätigkeiten in eine chronologische Reihenfolge zu ordnen. Ein Zeitstrahl ist hier ein gutes optisches Hilfsmittel.

1.	Literatursuche und -beschaffung	Dauer: 5 Tage
2.	Erstellung des Konzepts der Semesterarbeit	Dauer: 3 Tage
3.	Lesen und Zusammenfassen der Literatur	Dauer: 10 Tage
4.	1. Treffen mit dem Betreuer	Dauer: 1 Tag
5.	Schreiben der Semesterarbeit	Dauer: 18 Tage
6.	Korrekturlesen durch einen Freund	Dauer: 3 Tage
7.	Ausführen der Korrekturvorschläge ihres Freundes	Dauer: 1 Tag
8.	2. Treffen mit dem Betreuer	Dauer: 1 Tag
9.	Kopieren der Arbeit	Dauer: 1 Tag
10.	Reserve für Unvorhergesehenes	Dauer: 1 Tag

Insgesamt: 48 Tage
(bzw. 45 Tage, da der Freund parallel zu anderen Tätigkeiten Korrektur lesen kann)

2. Schritt: Übertragung in den Kalender

Als erstes sollten alle Termine, wie „11.02. Ende der Vorlesungszeit", übertragen werden. Hierbei sind Einschränkungen zu beachten, wie „Betreuer ist nur dienstags und freitags verfügbar (in der 3. – 9. Vorlesungswoche und nach Ende der Vorlesung). Danach sollten die Tage ausgestrichen werden, an denen nicht für die Semesterarbeit gearbeitet werden kann (alle So., 2. Weihnachtsfeiertag, in Vorlesungszeit Mo. – Do.)

Oktober

Tag	Nr.	Notiz
Sa	1	
So	2	
Mo	3	
Di	4	
Mi	5	
Do	6	
Fr	7	
Sa	8	
So	9	
Mo	10	
Di	11	17 Uhr Erhalt des Themas
Mi	12	1. (5 Tage)
Do	13	
Fr	14	
Sa	15	
So	16	X
Mo	17	X Beginn VL Zeit (1. VL Wo.)
Di	18	X
Mi	19	X
Do	20	X
Fr	21	
Sa	22	2. (10 Tage)
So	23	X
Mo	24	X (2. VL Wo.)
Di	25	X
Mi	26	X
Do	27	X
Fr	28	
Sa	29	
So	30	X
Mo	31	X (3. VL Wo.)

November

Tag	Nr.	Notiz
Di	1	X
Mi	2	X
Do	3	X
Fr	4	
Sa	5	
So	6	X
Mo	7	X (4. VL Wo.)
Di	8	X
Mi	9	X
Do	10	X
Fr	11	
Sa	12	
So	13	X
Mo	14	X (5. VL Wo.)
Di	15	X
Mi	16	X
Do	17	X
Fr	18	
Sa	19	
So	20	X
Mo	21	X (6. VL Wo.)
Di	22	X
Mi	23	X
Do	24	X
Fr	25	
Sa	26	3. (3 Tage)
So	27	X
Mo	28	X (7. VL Wo.)
Di	29	X
Mi	30	X

Dezember

Tag	Nr.	Notiz	
Do	1	X	
Fr	2		
Sa	3		
So	4	X	
Mo	5	X (8. VL Wo.)	
Di	6	X	
Mi	7	X	
Do	8	X	
Fr	9	4. (1 Tag)	
Sa	10	5. (18 Tage)	
So	11	X	
Mo	12	X (9. VL Wo.)	
Di	13	X	
Mi	14	X	
Do	15	X	
Fr	16		X Urlaub
Sa	17		X
So	18		X
Mo	19	X-Mas	X
Di	20		X
Mi	21		X
Do	22		X
Fr	23		X
Sa	24		X
So	25	X	
Mo	26	X	
Di	27		
Mi	28		
Do	29		
Fr	30		
Sa	31		

Januar

Tag	Nr.	Notiz
So	1	X
Mo	2	X
Di	3	X
Mi	4	X
Do	5	X
Fr	6	
Sa	7	
So	8	X
Mo	9	X
Di	10	X
Mi	11	X
Do	12	X
Fr	13	
Sa	14	
So	15	X
Mo	16	X
Di	17	X
Mi	18	X
Do	19	X
Fr	20	
Sa	21	
So	22	X
Mo	23	X
Di	24	X
Mi	25	X
Do	26	X
Fr	27	
Sa	28	
So	29	X
Mo	30	X
Di	31	X

Februar

Tag	Nr.	Notiz	
Mi	1	X	
Do	2	X	
Fr	3		
Sa	4		
So	5	X	
Mo	6	X	
Di	7	X	
Mi	8	X	
Do	9	X	
Fr	10		
Sa	11	Ende VL Zeit	
So	12	Prfg. Vorb.	
Mo	13		
Di	14		
Mi	15		
Do	16		
Fr	17		
Sa	18		
So	19		mdl. Prfg.
Mo	20		
Di	21		
Mi	22		
Do	23		
Fr	24		
Sa	25		
So	26	X	
Mo	27	7. (1 Tag)	
Di	28	8. (1 Tag)	
Mi	29	9. (4 Tage)	

März

Do	1	
Fr	2	
Sa	3	
So	4	X
Mo	5	10. (1 Tag)
Di	6	11. (1 Tag)
Mi	7	8 Uhr: Abgabe der Arbeit
Do	8	
Fr	9	
Sa	10	
So	11	
Mo	12	
Di	13	
Mi	14	
Do	15	
Fr	16	
Sa	17	
So	18	
Mo	19	
Di	20	
Mi	21	
Do	22	
Fr	23	
Sa	24	
So	25	
Mo	26	
Di	27	
Mi	28	
Do	29	
Fr	30	
Sa	31	

Legende: X = Tag an dem nicht für die Semesterarbeit gearbeitet werden kann, VL = Vorlesungszeit, VL Wo. = Vorlesungswoche, X-Mas = Weihnachtsferien, Prfg. = Prüfung

23) Welche der folgenden Aussagen über die Semesterarbeit trifft bzw. treffen zu?
    I. Richtig, am Sa. 10.12.
    II. Richtig, es ist zu beachten, dass die halbe Woche ab Di., dem 11. Oktober, und die halbe Woche ab Mo., den 5. März, als eine ganze Woche gezählt werden.

24) Welche Aussage über die Einbeziehung ihres Freundes trifft bzw. treffen zu?
    I. Falsch, sie müssen ja in der ersten Hälfte einer Vorlesungswoche zu Lernveranstaltungen. Der beste Zeitpunkt ist während ihrer Lernphase und mündlichen Prüfungszeit (13. – 25. Feb.).
    II. Richtig, da bereits am 27. Feb. der Korrekturvorschlag ausgeführt werden muss.

25) Welche der folgenden Aussagen über die Termine mit ihrem Betreuer trifft bzw. treffen zu?
    I. Richtig.
    II. Falsch, 28.2.

26) Welche der folgenden Aussagen über die Kooperation mit dem Betreuer trifft bzw. treffen zu?
    I. Falsch.
    II. Falsch, da der Betreuer nur zwischen der 3. und 9. Vorlesungswoche erreichbar ist. Treffen wäre am Fr. 27.1.

27) Welche der folgenden Aussagen über die Auswirkungen unvorhergesehener Ereignisse trifft bzw. treffen zu?
    I. Falsch. Wenn am Sa. 25.2. an der Semesterarbeit gearbeitet wird, kann der Freund keine 3 Tage mehr Korrektur lesen, sondern nur 1 Tag (Reservetag).
    II. Richtig, es werden folgende So. geopfert: 15.1., 22.1., 29.1. Es bleiben nun 2 Arbeitstage übrig, die zusammen 18 Stunden dauern. Wenn zusätzlich 2 Stunden pro Arbeitstag länger gearbeitet werden soll, würde das 9 Tage in Anspruch nehmen. (14., 20., 21., 27., 28.1., 3., 4., 10., 11.2.)

9.6.2 SZENARIO ZIMMERSUCHE EMS TEST INFO

Bei dieser Aufgabe ist es hilfreich, Dir die Zeitfenster auf einem Zeitstrahl zu verdeutlichen. Dadurch wird das Ablesen der Reihenfolge der Termine vereinfacht.

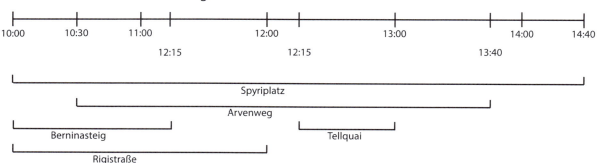

10:00 – 10:30 Berninasteig
+ 35 min

11:05 – 11:35 Rigistr.
+ 20 min

+ 20 min Pause
12:15 – 12:45 Tellquai
+ 25 min

13:10 – 13:40 Arvenweg
+ 15 min

13:55 – 14:25 Spyriplatz

28) Welche der folgenden Aussagen über die Besichtigungsreihenfolgen trifft bzw. treffen zu?
I. Falsch, 5 * 4 * 3 * 2 * 1 = 120 Möglichkeiten die verschiedenen Besichtigungen in eine Reihenfolge zu bringen.
II. Falsch, jede Kombination endet mit dem Spyriplatz.

29) Welche der folgenden Aussagen über den optimalen Ablaufplan für die Besichtigung trifft bzw. treffen zu?
I. Falsch, Berninasteig.
II. Richtig.

30) Angenommen – nur für diese Aufgabe –, Fr. Lörner hat sich für einen Ablaufplan entschieden, der den zeitlichen und räumlichen Vorgaben Rechnung trägt, und sie beginnt mit der ersten Besichtigung um 10:00 Uhr.
I. Richtig. 10:00 – 10:50 Berninasteig → 11:25 – 11:55 Rigistr. → 12:15 – 12:45 Tellquai etc.
II. Falsch, die Besichtigung am Spyriplatz würde dann bis 14:50 Uhr dauern.

31) Welcher der folgenden Aussagen über die Auswirkung veränderter Rahmenbedingungen trifft bzw. treffen zu?
I. Richtig, Berninasteig → Arvenweg 10 min
Arvenweg → Spyriplatz 15 min
Spyriplatz → Tellquai 10 min
Tellquai → Rigistr. (20 min)
II. Falsch, Berninasteig → Rigistr. → Arvenweg → Spyriplatz dauert 1 h 20 min.

9.6.3 SZENARIO KONGRESSPLANUNG EMS TEST INFO

1. Schritt: Sortierung der Vorgaben nach Richtlinien

Thema X				Thema Y				Thema Z			
Name	20.10	21.10	Honorar	Name	20.10	21.10	Honorar	Name	20.10	21.10	Honorar
Aeberli	X	X	2000	Brett	X oder	X	---	Aeberli	X	X	2000
Brett	X oder	X	---	Dard		X	1000	Chemli	X	X	1500
Chemli	X	X	1500	Egli	X oder	X	2000	Dard		X	1000
Egli	X oder	X	2000	Fiala		X	1000	Fiala		X	1000
Glätti	X	X	1500	Glätti	X	X	1500	Hirzl	X		---
Hirzl	X		---	Jäger	X	X	2500	Jäger	X	X	2500
Jäger	X	X	2500	Kapp	X	X	750	Kapp	X	X	750

Legende
X: Referierender hat an diesem Tag Zeit. *Kursive* Namen: weiblich

2. Schritt: Berechnung der Kongresskosten

Thema X:
2x Kosten des 20.10 + 1x Kosten des 21.10. = 14 500

Thema Y:
2x Kosten des 20.10 + 1x Kosten des 21.10. = 11 500

Thema Z:
2x Kosten des 20.10 + 1x Kosten des 21.10. = 13 000

Wir entscheiden uns also für das Thema Y, da jenes das preiswerteste von allen ist.

32) Welche der folgenden Aussagen über den Referierenden-Pool trifft bzw. treffen zu?
 I. Falsch, Fr. Jäger beherrscht alle Themengebiete und kann an beiden Tagen.
 II. Richtig, für jeden Themenbereich gibt es 7 Referierende.

33) Welche der folgenden Aussagen zur Kongressplanung trifft bzw. treffen unter Beachtung aller Restriktionen zu?
 I. Falsch, Thema Y ist am billigsten.
 II. Richtig, da Hr. Hirzl nur am ersten Tag kann, er aber für den zweiten Tag zur Podiumsdiskussion benötigt wird.

34) Welche der folgenden Aussagen zu Themenbereich Y trifft bzw. treffen unter Beachtung aller Einschränkungen zu?

    I.   Falsch, Fr. Jäger muss eingeplant werden, da sie zu den einzigen 3 Referierenden gehört, die an beiden Tagen Zeit hat und somit auch an der Podiumsdiskussion am 2. Tag teilnehmen kann.

    II.   Falsch, es werden 3 weibliche und 3 männliche Referenten geladen.

35) Welche der folgenden Aussagen zu Themenbereich Z trifft bzw. treffen unter Beachtung aller Einschränkungen zu?

    I.   Richtig. Hr. Kapp muss am 20.10. kommen, da er von den 4 Referenten, die für beide Tage zur Auswahl stehen, der billigere ist. Die Billigeren müssen, um den Gesamtpreis niedrig zu halten, an beiden Tagen kommen.

    II.   Falsch.

36) Welche der folgenden Aussagen zu Themenbereich X trifft bzw. treffen unter Beachtung aller Einschränkungen zu?

    I.   Richtig. Es müssen die Billigsten gewählt werden.

    II.   Richtig.

37) Angenommen - nur für diese Aufgabe - die Einschränkungen, dass auch die Vortragenden des ersten Tages an der Podiumsdiskussion teilnehmen sollen, fällt weg. Welche der folgenden Aussagen trifft bzw. treffen unter Beachtung aller Einschränkungen zu?

    I.   Richtig. Jetzt würde man Hirzl, der nur am 20.10. Zeit hat, als billigeren Referenten einplanen und Jäger ausladen.

    II.   Richtig. Auch hier wird nun Hirzl anstatt Jäger eingeplant. Nach der Berechnung aller Honorare für einen Tag, kommt man auf 7000 Fr. Das ist weniger als die Hälfte (7250 Fr.) der bisherigen Kongresskosten für Thema X.

38) Angenommen - nur für diese eine Aufgabe - die Festlegung auf einen Themenbereich fällt weg; es können also Themen aus allen drei Bereichen einbezogen werden.

    I.   Richtig. Man wählt die drei billigsten Referenten die an 2 Tagen Zeit haben: Chemli, Glätti und Kapp. Die Summe der Honorare für beide Tage ergibt: 7500 Fr.

    II.   Falsch. Wenn Kapp absagt, sind die 3 billigsten Referenten, die an zwei Tagen Zeit haben, Aeberli, Chemli und Glätti. Die 3 nächst billigeren sind: Berttschneider, Dardenne und Fiala. Die Auswahl entspricht nicht der Auswahl für das Thema X.

UNTERTEST
MUSTER
ZUORDNEN

10 UNTERTEST MUSTER ZUORDNEN

10.1 ALLGEMEINES UND AUFBAU

Beim EMS 2012 in der Schweiz schnitten die AbsolventInnen in diesem Untertest mit einem Mittelwert von 14,57 Punkten ab. Dies entsprach dem zweitbesten Punktewert nach dem Untertest Figuren lernen, in dem ein Mittelwert von 15,23 Punkten erreicht wurde (Hänsgen & Spicher, 2012, S. 48). **Muster zuordnen** zählt also zu den leichteren Untertests und ist zudem sehr schnell und sehr gut trainierbar. Es sollte also kein Problem für Dich darstellen bei diesem Untertest die nötigen Punkte abzuholen.

Bei diesem Untertest wird bei jeder Aufgabe ein Muster gezeigt, das zusammen mit fünf ähnlichen Bildausschnitten abgebildet ist. Deine Aufgabe ist es den Bildausschnitt zu erkennen, der mit dem Muster übereinstimmt. Im EMS werden 20 Aufgaben in 18 Minuten gestellt, woraus sich eine Bearbeitungszeit von etwas weniger als einer Minute pro Aufgabe ergibt. Im TMS werden 24 Aufgaben in einer Bearbeitungszeit von 22 Minuten gestellt. Die Bearbeitungszeit pro Aufgabe ist demnach im TMS und EMS fast identisch. Auch beim Untertest **Muster zuordnen** sind die Aufgaben nach dem empirisch ermittelten Schweregrad gestaffelt.

Und warum das Ganze? Anhand dieser Aufgaben soll Deine Fähigkeit geprüft werden Bildausschnitte in einem komplexen Muster wiederzuerkennen.

Hierzu werden, wir zitieren: „pro Aufgabe ein „Muster" und je fünf „Musterausschnitte" (A) bis (E) vorgegeben. Sie sollen herausfinden, welcher dieser fünf „Musterausschnitte" an irgendeiner beliebigen Stelle deckungsgleich und vollständig auf das „Muster" gelegt werden kann; die „Musterausschnitte" sind weder vergrößert oder verkleinert noch gedreht oder gekippt." (Institut für Test- und Begabungsforschung, TMS II, 1995, S. S. 8)

Beispielaufgabe 1

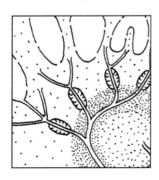
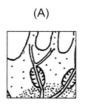
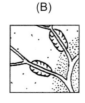
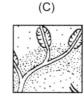
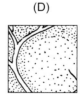
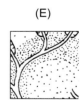

(A) (B) (C) (D) (E)

10.2 BEARBEITUNGSSTRATEGIE

Die **Grundstrategie** bei der Bearbeitung dieser Aufgabe ist es allerdings nicht den richtigen, deckungsgleichen Ausschnitt zu finden, sondern die **vier falschen Ausschnitte zu identifizieren**. Dies erklärt sich dadurch, dass es deutlich einfacher ist einen Fehler zu finden, als ein Bild auf exakte Deckungsgleichheit zu überprüfen. Du suchst also so lange Fehler in den Musterausschnitten, bis Du mit Sicherheit vier der fünf Musterausschnitte als falsch identifizieren kannst.

Dabei geht es beim Muster zuordnen **nicht** darum, im Bildausschnitt die Anzahl von **Pünktchen abzuzählen** und mit dem Muster zu vergleichen. Es geht vielmehr darum markante Strukturen, die entweder hinzugefügt, entfernt oder verändert wurden zu finden. Auch bei Aufgaben mit höherem Schweregrad sind die Fehler im Bildausschnitt eindeutig erkennbare Veränderungen und keine winzigen Details, die kaum zu erkennen sind, wie dies in manchen Übungsheften dargestellt wird.

Wichtig ist, dass Du die **Reihenfolge der Aufgaben beachtest**. Aufgrund der Staffelung nach Schweregrad solltest Du bei den ersten Aufgaben sichere Punkte holen und nicht hektisch auf Zeit arbeiten. Bei den Aufgaben mit niedrigem Schweregrad werden gerne mehrere Fehler pro Bild versteckt, was das Suchen nach den falschen Auschnitten natürlich vereinfacht. Daher müssen diese ersten Aufgaben mit Sicherheit richtig gelöst werden.

10.2.1 WO WERDEN DIE FEHLER VERSTECKT?

Es können ähnliche, erfundene Strukturen hinzugefügt oder Bilddetails weggelassen worden sein.
- ✓ Oft finden sich die fehlenden/ergänzten Strukturen im **Randbereich.**
- ✓ Bei **markanten Strukturen** im Muster befinden sich die Fehler häufig bei genau diesen markanten Strukturen in den Musterausschnitten.
- ✓ Oft wird der Musterausschnitt am **Rand weiter** als das Original gezeichnet, was ein Fehler ist.
- ✓ Teilweise werden **ähnliche Bilder** als Ausschnitte dargestellt, die es so im Muster nicht gibt.

Beispielaufgabe 2

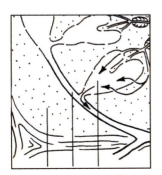
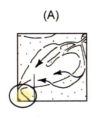
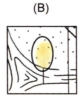
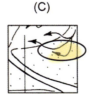
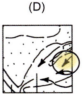
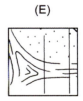

10.2.2 WAS FÄLLT SONST NOCH AUF?

- ✓ In fast jeder zweiten Aufgabe werden ähnliche oder sogar identische Bildausschnitte dargestellt. Manchmal sogar 2 x 2 ähnliche oder identische Bildausschnitte. Im oben gezeigten Beispiel wären dies (A) und (D), sowie (B) und (E).
- ✓ Die **Fehler sind eindeutig** und lassen keinen Zweifel daran, dass es Fehler sind. Kleine Pünktchen oder andere Kopierfehler sind demnach keine Fehler.

10.2.3 WIE KÖNNTE ALSO DIE LÖSUNGSSTRATEGIE AUSSEHEN?

1. Die **markante Struktur** des Musters erfassen: Das können z.B. dicke schwarze Punkte, nahe beieinander liegende Linien, eine Ansammlung von Pfeilen oder ähnliches sein.
2. **Überfliegen** der Musterausschnitte nach dieser Struktur und Suche nach Fehlern. Du solltest mit dem leichtesten Ausschnitt (Ausschnitt mit den wenigsten Bilddetails) beginnen.
3. **Ähnliche Musterausschnitte miteinander vergleichen:** Es ist oft leichter, nicht jeden Ausschnitt mit dem Muster, sondern ähnliche Musterausschnitte untereinander zu vergleichen. Dadurch stechen Fehler viel schneller ins Auge.
4. **Abrastern:** Bleiben nur noch zwei Ausschnitte übrig, suchst Du Dir den Ausschnitt mit den wenigsten Details heraus und vergleichst diesen mit dem Original. **Aber:** Auch hier solltest Du keine Pünktchen abzählen, sondern zuerst die auffälligen Strukturen des Ausschnittes mit dem Originalmuster vergleichen.

TIPP! Zur Vereinfachung des Vergleichens zum Original, hilft es **zwei gespitzte Bleistifte** zu verwenden. Mit der einen Bleistiftspitze markierst Du den Punkt der untersuchten Struktur im Original und mit der zweiten Bleistiftspitze die untersuchte Struktur im Musterausschnitt.

TIPP! Wenn ein Fehler gefunden wurde, muss dieser **Musterausschnitt fett ausgestrichen** werden. Macht man das nicht, tendiert man dazu diesen Ausschnitt wieder und wieder anzuschauen.

In Medias Res! Im Folgenden soll die Strategie an Beispielaufgaben eingeübt werden:

Beispielaufgabe 3

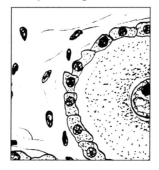

(A) 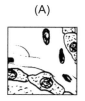 (B)  (C) 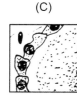 (D) 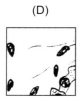 (E)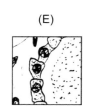

Wir suchen also vier „schwarze Schafe" unter den fünf Ausschnitten. Dazu gehst Du am besten folgendermaßen vor:

Als **ersten Schritt** versuchst Du eine „Leitstruktur im Muster" zu erkennen. In diesem Fall würden sich die schwarzen Zellkerne und die ringartige Struktur anbieten.

Der **zweite Schritt** wäre nun, die Ausschnitte nach der markanten Struktur zu überfliegen und Dich auf diese zu konzentrieren. Du beginnst mit Ausschnitt (B), (C) und (E). Von Vorteil ist, dass sich diese drei Ausschnitte untereinander ähneln und Du sie somit **gegeneinander vergleichen** kannst. Vergleichst Du Ausschnitt (B) mit (E), dann fällt auf, dass im Ausschnitt (B) ein schwarzer Zellkern auf 9 Uhr fehlt. Bei (E) fällt auf, dass die oberste Zelle einen Extra-Teilungsstrich aufweist. D.h. diese Ausschnitte werden **fett durchgestrichen**, damit Du sie Dir nicht ausversehen noch einmal ansiehst. In (C) fällt vorerst nichts auf, weswegen Du Dir nun die anderen beiden Ausschnitte vorknöpfst.

Auch bei diesen Ausschnitten konzentrierst Du Dich v.a. auf die markanten Strukturen, d.h. die Zellkerne und nicht die kleinen Pünktchen drum herum. Betrachtet man (A), dann fällt auf, dass das Bild nach unten weiter gezeichnet wurde. Durchstreichen! Bei (D) fällt auf, dass der schwarze Zellkern auf 7 Uhr zu weit innen steht. Die Lösung ist somit (C).

Beispielaufgabe 4

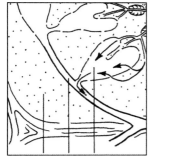　　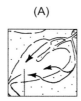　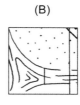　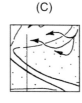　　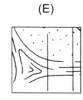

　　　　　　　　　　　　　(A)　　　　　(B)　　　　　(C)　　　　　(D)　　　　　(E)

Wir fangen wieder mit **Schritt eins** an und suchen die **Leitstruktur**. In diesem Fall lachen Dich die vier Pfeile an, die Du in Abschnitt (A), (C) und (D) wiederfinden kannst. Dankbarerweise lassen sich wieder die **ähnlichen Abschnitte** (A), (C) und (D) sowie (B) und (E) gegeneinander vergleichen. Vergleichst Du (A) mit (D) und konzentrierst Dich auf die Pfeile, so fällt auf, dass bei (D) ein vierter Pfeil hinzugefügt wurde und bei (A) der Pfeil am linken unteren Bildrand fehlt. Vergleichst Du (A) und (C) miteinander, so fällt wieder auf, dass bei (C) am rechten oberen Bildrand ein weiterer Pfeil hinein gemogelt wurde. Du **streichst also Bildausschnitt** (A), (C) und (D) weg. Vergleichst Du Ausschnitt (B) und (E), so springt Dir der fehlende durchgezogene vertikale Strich in der Mitte des Bildes ins Auge.

Damit ist die Lösung Musterausschnitt (E).

Beispielaufgabe 5

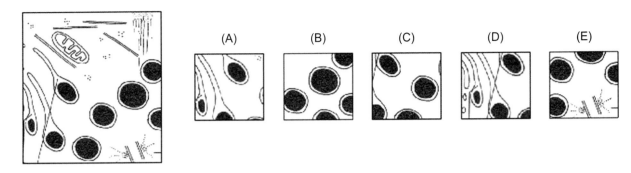

Erster Schritt: **Leitstruktur** suchen. Hier fallen die großen schwarzen Kugeln auf, bei denen sich der ein oder andere Fehler verstecken könnte.

Als zweiten Schritt suchst Du wieder nach **ähnlichen Bildausschnitten**, die Dir das Vergleichen vereinfachen. (A) und (D) sind ähnlich, die restlichen drei Bildausschnitte verschieden. Es fällt auf, dass bei (A) der schräge Strich fehlt und bei (D) der Ausschnitt nach links weitergezeichnet wurde. Diese beiden Ausschnitte werden also sofort **weggestrichen**. Bei den verbleibenden drei konzentrierst Du Dich wieder auf die Leitstruktur. Bei (B) fällt auf, dass eine schwarze Kugel im Bild auf 6 Uhr hinzugefügt wurde, bei (C) fällt vorerst nichts auf, bei (E) fällt auf, dass die schwarze Kugel unten links im Bild zu nah am Spindelkörperchen steht. Damit ist der gesuchte Ausschnitt (C).

Beispielaufgabe 6

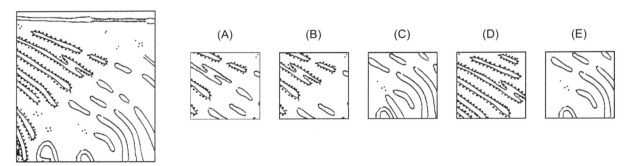

In diesem Bild könnten die **Leitstruktur** die „Würste" mit und ohne „Pickel" sein. Im Vergleich der Ausschnitte fällt auf, dass (A), (B) und (D) sowie (C) und (E) **ähnliche Ausschnitte** abbilden.

Bei (A) fällt direkt auf, dass eine der Würste „rasiert" wurde. Im Vergleich zu (B) sticht eine freie Fläche mittig im Bild ins Auge, die es im Original nicht gibt, und bei (D) hat sich eine kleine picklige Wurst in den rechten oberen Rand geschummelt. Vergleichst Du nun noch (C) und (E), sticht eine hinzugefügte Struktur bei (C) im unteren Teil des Bildes hervor. Die Lösung ist demnach (E).

10.3 TRAININGSPENSUM UND ANLEITUNG

Der Test gehört zu den fünf schnell trainierbaren Untertests. In diesem Untertest sind für Austrainierte Teilnehmer 18 bis 20 Punkte im EMS bzw. TMS möglich.

Es lohnt sich, für diesen Untertest Zeit aufzuwenden und die Bearbeitungsstrategie gut einzustudieren. Daher empfiehlt es sich zwei bis drei Mal pro Woche 30 Minuten zu üben. Erst ohne Zeitbegrenzung, um die Aufgaben kennen zu lernen, dann mit Zeitbegrenzung, damit Du Dir nicht zu lange Zeit für jede Aufgabe lässt. Beim Üben solltest Du die einzelnen Musterausschnitte nicht ausstreichen, sondern nur mit Bleistift die Buchstaben darüber. Im realen Test solltest Du dann selbstverständlich die Musterausschnitte ausstreichen. Bevor Du mit dem Üben beginnst, ist es auch hier empfehlenswert vor der Bearbeitung das Übungsmaterial zuerst mehrfach zu kopieren. Die einzelnen Aufgaben können auf jeden Fall öfters durchgearbeitet werden. Du solltest jedoch dazwischen eine ausreichend „erinnerungszertrümmernde" Pause von mehreren Tagen einhalten.

Von der oft geäußerten Idee, einen präparierten Radiergummi zur leichteren Überprüfung der Musterausschnitte zu verwenden, aus dem ein viereckiges Loch von 2 x 2 cm ausgestanzt wurde, ist eher abzuraten. Das könnte zur Disqualifizierung und folglich zum Ausschluss vom Test führen.

Merkbox

✓ Nicht hudeln, sondern sichere Punkte machen! V.a. bei den einfachen Aufgaben.
✓ Reihenfolge der Aufgaben beachten und keine Aufgaben überspringen.
✓ Keine Pünktchen zählen, sondern nach markanten Fehlern suchen.
✓ Systematisch mit der Bearbeitungsstrategie arbeiten.

10.4 ÜBUNGSAUFGABEN

Anzahl der Aufgaben: 20
Bearbeitungszeit: 18 Minuten

Aufgabe Nr. 1

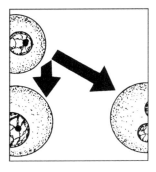

(A) 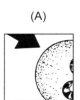 (B) 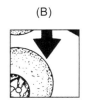 (C)  (D) 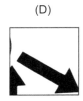 (E)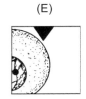

Aufgabe Nr. 2

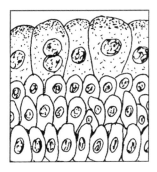

(A) 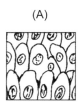 (B) 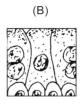 (C) 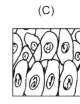 (D) 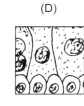 (E)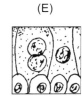

Aufgabe Nr. 3

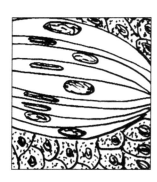

(A) 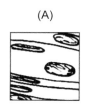 (B) 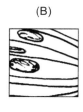 (C) 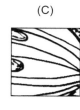 (D) 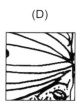 (E)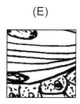

Aufgabe Nr. 4

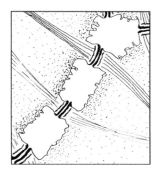

(A) 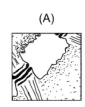 (B) 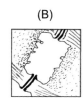 (C) 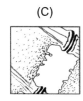 (D) 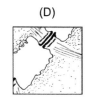 (E)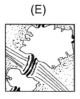

Aufgabe Nr. 5

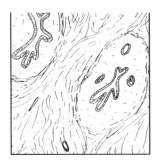

(A) 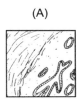 (B) 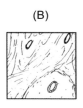 (C) 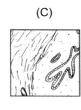 (D) 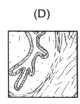 (E)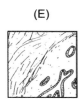

Aufgabe Nr. 6

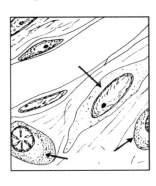

(A) 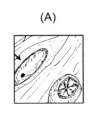 (B) 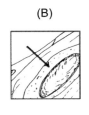 (C) 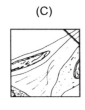 (D) 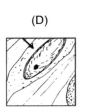 (E)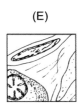

Aufgabe Nr. 7

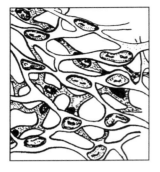

(A) 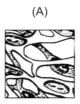 (B) 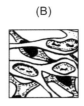 (C) 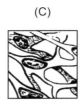 (D) 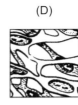 (E)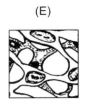

Aufgabe Nr. 8

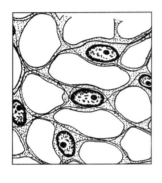

(A) 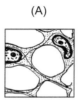 (B) 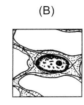 (C) 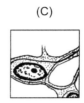 (D) 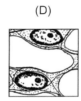 (E)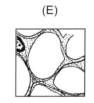

Aufgabe Nr. 9

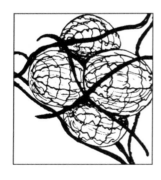

(A) 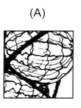 (B) 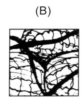 (C) 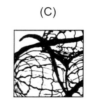 (D) 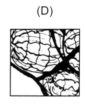 (E)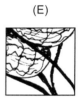

Aufgabe Nr. 10

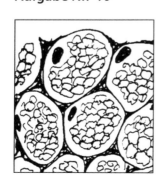

(A) 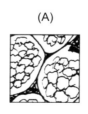 (B) 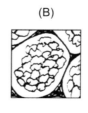 (C) 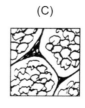 (D) 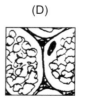 (E)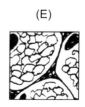

Aufgabe Nr. 11

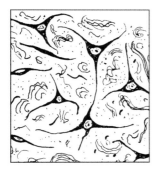

(A) 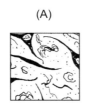 (B) 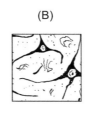 (C) 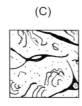 (D) 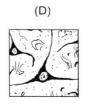 (E)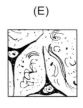

Aufgabe Nr. 12

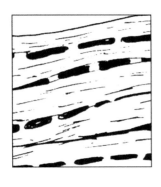

(A) 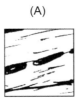 (B) 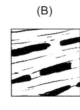 (C) 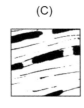 (D) 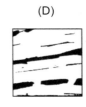 (E)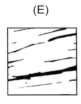

Aufgabe Nr. 13

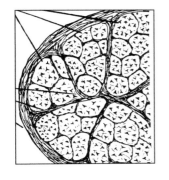

(A) 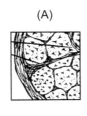 (B) 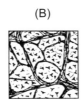 (C) 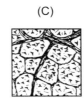 (D) 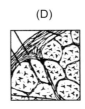 (E)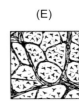

Aufgabe Nr. 14

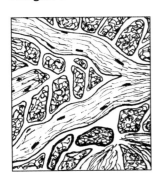

(A) 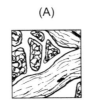 (B) 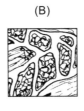 (C) 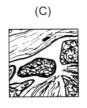 (D) 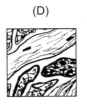 (E)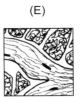

Aufgabe Nr. 15

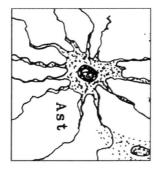 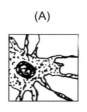 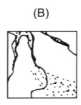 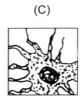 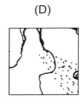 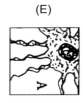

Aufgabe Nr. 16

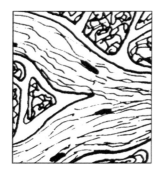 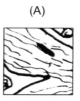 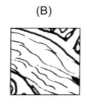 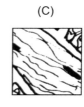 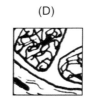 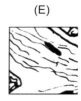

Aufgabe Nr. 17

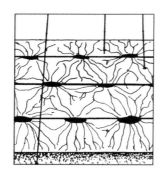 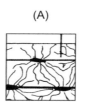 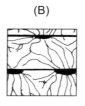 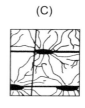 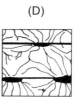 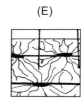

Aufgabe Nr. 18

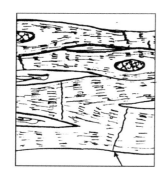 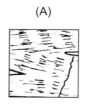 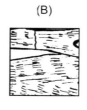 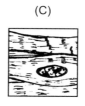 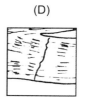 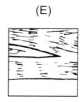

Aufgabe Nr. 19

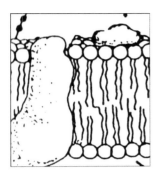

(A)   (B) 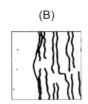 (C)   (D)  (E)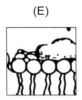

Aufgabe Nr. 20

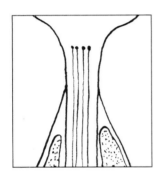

(A)  (B) 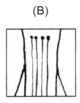 (C) 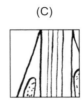 (D) 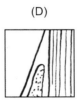 (E)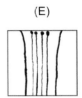

UNTERTEST
SCHLAUCHFIGUREN

11   UNTERTEST SCHLAUCHFIGUREN

11.1   ALLGEMEINES UND AUFBAU

Dieser Untertest prüft das räumliche Vorstellungsvermögen, welches vor allem für zukünftige Chirurgen wichtig werden könnte. Räumliches Denken ist aber auch bei bildgebenden Verfahren in der Diagnostik und in vielen anderen Bereichen der Medizin nötig. Das Gute für Dich ist, dass es ausgezeichnet trainiert werden kann.

Bei diesem Untertest wird ein Plexiglaswürfel mit einem oder mehreren Schläuchen darin abfotografiert. Das linke Foto entspricht dabei immer der Ansicht von vorne. Deine Aufgabe ist es zu entscheiden, welche Ansicht des Würfels auf dem rechten Foto abgebildet ist.

Der Test besteht im TMS aus 24 Aufgaben für die 15 Minuten Bearbeitungszeit zur Verfügung stehen. Im EMS sind es 20 Aufgaben mit entsprechend nur 12 Minuten Bearbeitungszeit. Das heißt sowohl im EMS als auch im TMS stehen circa 36 Sekunden pro Aufgabe zur Verfügung.

Wichtig für Dich zu wissen ist, dass die Aufgaben nach ihrem Schweregrad gestaffelt sind. Das bedeutet die ersten Aufgaben sind als leicht einzustufen, die mittleren Aufgaben als mittelschwer und die letzten Aufgaben als schwer.

Beispielaufgabe:

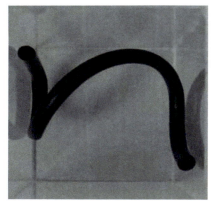

(A) : r
(B) : l
(C) : u
(D) : o
(E) : h

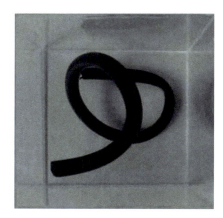

Dies ist die Ansicht von vorne

Um welche Ansicht handelt es sich?

Um welche Ansicht handelt es sich? Wie könnten die anderen Ansichten desselben Würfels aussehen? Du solltest diese Fragen für Dich selbst beantworten und Dir den Würfel mit dem Verlauf des Schlauches vor dem „inneren Auge" vorstellen können, bevor Du weiter liest.

HERLEITUNG

Im Beispiel ist die Ansicht von rechts abgebildet. Auf der nächsten Seiten folgen die restlichen Ansichten desselben Würfels, anhand derer Du Dir die Unterschiede der verschiedenen Ansichten verdeutlichen sollst.

Doch zuvor solltest Du versuchen Dir relativ zur Ansicht von vorne die noch fehlenden Ansichten (von links, hinten, oben und unten) vorzustellen und sie Dir selbst anhand von markanten Strukturen zu beschreiben. Hierbei ist es hilfreich, Dir von Beginn an eine konkrete Bearbeitungsstrategie anzugewöhnen, welche Dir die Lösung von Mal zu Mal mehr erleichtern wird. Diese Strategie könnte wie folgt aussehen:

- ✓ Welche Struktur befindet sich ganz vorne (Diese Struktur ist deutlich, groß und niemals verdeckt dargestellt)?
- ✓ Welche Strukturen befinden sich im hinteren Teil des Würfels (oft von anderen Strukturen verdeckt)?
- ✓ Wo finde ich markanten Strukturen, wie beispielsweise die Schlauchenden (zeigen diese nach links, rechts, oben, unten etc.) oder Knoten?

Du solltest diese Überlegungen nun selbst für jede Ansicht (rechts, hinten, links, oben und unten) der Reihe nach in Gedanken durchspielen und Dir überlegen wie sich die Schlauchenden verhalten und wohin sie nach der Drehbewegung bzw. Kippbewegung zeigen. Danach kannst Du auf der nächsten Seite nachsehen und Dein imaginäres Bild mit der tatsächlichen Fotografie vergleichen.

TIPP! Der Riesenwürfel! Um Dir den Würfel und den darin enthaltenen Schlauch, sowie dessen Verlauf besser vorstellen zu können, kannst Du Dir den Würfel als eine Art Riesenwürfel vorstellen, der auf einem Podest in einem Museum steht. In Deinen Gedanken kannst Du nun um den Würfel herumgehen, ihn von allen Seiten betrachten und durch die jeweilige Scheibe schauen. Dieser einfache Trick hilft enorm die räumliche Vorstellung zu verfeinern.

VORSICHT! Du kannst auch versuchen den Würfel vor Dir schweben zu lassen und ihn je nach gewünschter Ansicht zu rotieren bzw. zu kippen.

Aber Vorsicht, hier besteht akute Verwechslungsgefahr! Wenn Du beispielsweise die Ansicht von links möchtest, musst Du den Würfel nämlich gedanklich nach rechts drehen. Dieser WIderspruch führt dazu, dass viele Testteilnehmer im Ernstfall und unter Zeitdruck dann den falschen Buchstaben ankreuzen, obwohl sie eigentlich alles richtig gemacht haben. Das ist natürlich doppelt ärgerlich!

Deshalb empfehlen wir Dir den Riesenwürfel zunächst auf ein Podest zu stellen und Dich in Gedanken um ihn herumzubewegen bevor du die etwas anspruchsvollere Variante des sich drehenden Riesenwürfels ausprobierst.

ALLE SECHS ANSICHTEN DES WÜRFELS

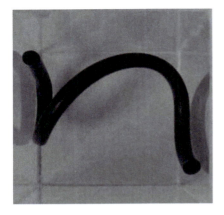

Ansicht von vorne

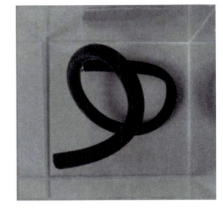

Ansicht von rechts

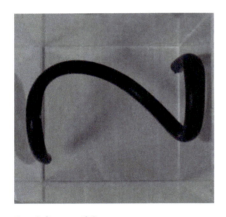

Ansicht von hinten

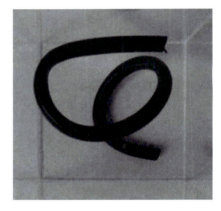

Ansicht von links

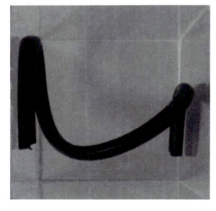

Ansicht von oben

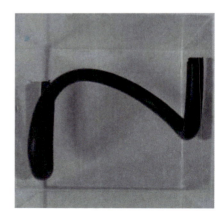

Ansicht von unten

11.1.1 EIGENHEITEN DER EINZELNEN ANSICHTEN

Genaue Beobachter haben schon bemerkt, dass sich manche Ansichten stärker ähneln als andere. Das wird uns später helfen schneller zur gesuchten Antwort zu finden.

Spiegelbildlichkeit
Auffällig ist bei der Ansicht von hinten, dass sie dem Spiegelbild der Ansicht von vorne entspricht.

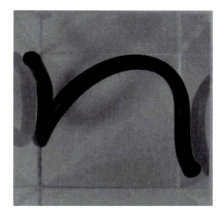 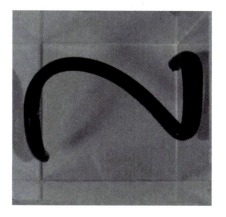

Schlauchenden zeigen nach vorne
Linkes Schlauchende befindet sich
im oberen Teil des Würfels
Rechtes Schlauchende befindet sich
im unteren Teil des Würfels

Schlauchenden zeigen nach hinten
Linkes Schlauchende befindet sich
im unteren Teil des Würfels
Rechtes Schlauchende befindet sich
im oberen Teil des Würfels

Diese Spiegelbildlichkeit ist mit ein wenig Übung sehr schnell und leicht zu erkennen, weshalb die Ansicht von hinten meist nur unter den ersten, leichten Aufgaben in den originalen TMS und EMS Tests zu finden ist.

TIPP! Der E-Fehler! Falls Du bei den Schlauchfiguren die letzten Aufgaben aus Zeitmangel nicht bearbeiten kannst, macht es keinen Sinn Antwort (E) (Ansicht von hinten) aufs Geratewohl anzukreuzen. Denn Antwort (E) kommt bei den schweren letzten Aufgaben praktisch nie vor. Überzeuge Dich selbst davon und schaue Dir die Lösungsschlüssel der korrigierten Originalversionen TMS I und II an. Deshalb kreuze bei den schweren Aufgaben nie Antwort (E) an, wenn Du Dir unsicher bist.

VORSICHT! Damit Du auf alle Eventualitäten vorbereitet bist, sind in diesem Übungsbuch möglichst schwierige Ansichten von hinten gewählt worden. Diese können also auch bei den schweren Aufgaben am Schluss vorkommen.

Die Ansichten von rechts und links sind zueinander spiegelbildlich. Gleiches gilt für die Ansichten von oben und von unten.

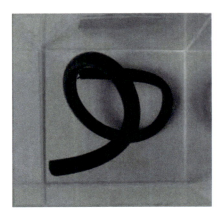

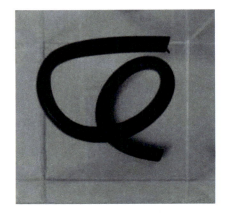

Ansicht von rechts:
Schlauchenden zeigen nach links
Unteres Schlauchende befindet sich im vorderen Teil des Würfels
Oberes Schlauchende befindet sich im hinteren Teil des Würfels

Ansicht von links:
Schlauchenden zeigen nach rechts
Unteres Schlauchende befindet sich im hinteren Teil des Würfels
Oberes Schlauchende befindet sich im vorderen Teil des Würfels

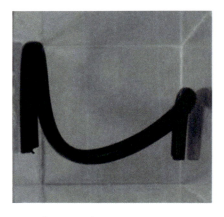

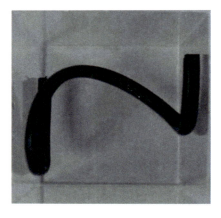

Ansicht von oben:
Schlauchenden zeigen nach unten
Langes Schlauchende befindet sich im vorderen Teil des Würfels
Kurzes Schlauchende befindet sich im hinteren Teil des Würfels

Ansicht von unten:
Schlauchenden zeigen nach oben
Langes Schlauchende befindet sich im hinteren Teil des Würfels
Kurzes Schlauchende befindet sich im vorderen Teil des Würfels

WIE UNTERSCHEIDEN WIR EINE KIPPBEWEGUNG VON EINER DREHBEWEGUNG?

TIPP! 50-50 Joker! Du solltest die im Folgenden beschriebene Unterscheidung zwischen Kipp- und Drehbewegung gut trainieren, da Du hiermit die Antwortmöglichkeiten auf zwei begrenzen kannst.

Bei den zwei möglichen **Kippbewegungen** (die Ansicht von <u>oben</u> und von <u>unten, bei denen der Würfel</u> nach vorne bzw. nach hinten gekippt wird), verändert sich die Höhe der Schlauchenden in der horizontalen Ebene, wobei die **Seiten** gleich bleiben (rechts bleibt rechts, links bleibt links).

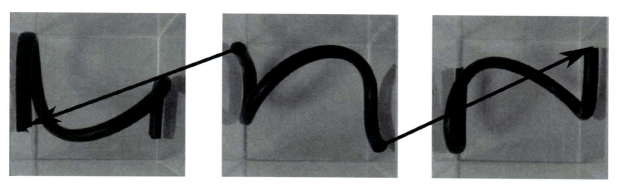

Ansicht von oben:
Linkes Schlauchende befindet sich immer noch im linken Teil des Würfels, nun aber im unteren Drittel

Ansicht von vorne:
Linkes Schlauchende befindet sich im oberen Teil des Würfels rechtes Schlauchende befindet sich im unteren Teil

Ansicht von unten:
Rechtes Schlauchende befindet sich immer noch im rechten Teil des Würfels, nun aber im oberen Drittel

Bei den **Drehbewegungen** sind drei Ansichten denkbar:
Die Ansichten von <u>rechts</u>, von <u>links</u> und von <u>hinten</u> (um jeweils 90° bzw. 180° gedrehter Würfel). Die Ansicht (E) von hinten kann in den meisten Fällen aber bereits am Anfang ausgeschlossen werden, siehe hierfür den Abschnitt **Spiegelbildlichkeit** oben. Alle Drehbewegungen haben die Gemeinsamkeit, dass die **Höhe** der Schlauchenden annähernd gleich bleibt (minimale Abweichungen sind abhängig von der Nähe zur Linse). Oben bleibt also oben und unten bleibt unten.

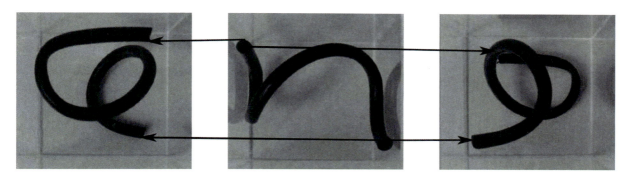

Ansicht von links:
Oberes Schlauchende befindet sich immer noch im oberen Teil des Würfels, nun aber an der Vorderseite, unteres Schlauchende befindet sich immer noch im unteren Teil des Würfels, nun aber an der Rückseite

Ansicht von vorne:
Oberes Schlauchende befindet sich im linken Teil des Würfels unteres Schlauchende befindet sich im rechten Teil des Würfels

Ansicht von rechts:
oberes Schlauchende befindet sich immer noch im oberen Teil des Würfels, nun aber an der Rückseite, unteres Schlauchende befindet sich immer noch im unteren Teil des Würfels, nun aber an der Vorderseite

11.2 BEARBEITUNGSSTRATEGIE

Zuerst musst Du Dich mit den oben genannten Unterschieden der verschiedenen Ansichten gut vertraut machen. Beherrschst Du diese, musst Du bei jeder Aufgabe nur noch folgende Fragen beantworten, um schnell und effizient zur Lösung zu kommen:

1. Sind die beiden Bilder **spiegelbildlich**?
    - ✓ Wenn ja, Antwort (E) (Ansicht von hinten) ankreuzen
    - ✗ Wenn nein, weiter zu 2.
2. Ist es eine **Kipp**- oder **Drehbewegung**?
    - ✓ Wenn Kippbewegung, dann handelt es sich um die Ansicht von oben oder von unten
        - Weiter zu 3.
    - ✓ Wenn Drehbewegung, dann handelt es sich um die Ansicht von links oder von rechts
        - Weiter zu 4.
3. Ansicht von oben überprüfen
    - ✓ Wenn ja, Antwort (D) kreuzen
    - ✗ Wenn nein, Antwort (C) sehr wahrscheinlich
        - Antwort (C) Ansicht von unten überprüfen
            - ✓ Wenn ja, Antwort (C) kreuzen
            - ✗ Wenn nein, zurück zu 1.
4. Ansicht von rechts überprüfen
    - ✓ Wenn ja, Antwort (A) kreuzen
    - ✗ Wenn nein, Antwort (B) sehr wahrscheinlich
        - Antwort (B) Ansicht von links überprüfen
            - ✓ Wenn ja, Antwort (B) kreuzen
            - ✗ Wenn nein, zurück zu 1.

LÖSUNGSDIAGRAMM ZUR VERANSCHAULICHUNG

Dieses Lösungsdiagramm soll Dir zur Veranschaulichung der Bearbeitungsstrategie dienen.

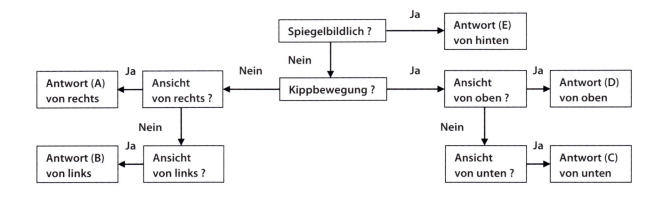

Konntest Du die oberen zwei Punkte (1. und 2.) beantworten, folgt die Überprüfung (3. oder 4.). Die Überprüfung oben oder unten bzw. links oder rechts bereitet den meisten Leuten die größten Probleme. Hier solltest Du Dich aber an die oben erwähnte Herleitung erinnern: Du kannst Dir jede beliebige Ansicht anhand nur eines Fotos (der Ansicht von vorne) vorstellen. Die zuverlässigste Methode ist es, Dich nur auf das linke Foto (die Ansicht von vorne) zu konzentrieren und Dir zuerst gedanklich die gefragte Ansicht vorzustellen, bevor Du dann das zu erwartende Bild mit dem rechten Fotos vergleichst. Dabei könntest Du Dir Fragen stellen wie:

Welche Struktur ist auf dem linken Foto ganz vorne (groß, deutlich und nicht verdeckt) dargestellt? Wo müsste sich diese Struktur auf dem rechten Foto befinden? Welche Struktur ist im hinteren Teil des Würfels (unscharf und verdeckt von anderen Strukturen)? Wo müsste ich diese Struktur finden? Welche Struktur befindet sich im linken Teil ..., usw.

VORSICHT! FIESE FALLE! Du solltest Dir zuerst anhand des linken Fotos klar machen, wie die Ansicht aussehen müsste, bevor Du auf dem rechten Foto nachschaust. Konzentrierst Du Dich zu sehr auf das rechte Foto, tappst Du leichter in die Fallen der Testhersteller. Eine genaue Analyse solcher fiesen Fallen findest Du im Anschluss an die Übungstest in diesem Buch.

Du solltest Dir also angewöhnen bei jeder Aufgabe die oben beschriebene Lösungsstrategie anzuwenden. Gehst Du dabei Schritt für Schritt vor, kannst Du jede Falle im Test gekonnt umgehen.

Nur so kannst Du von mal zu mal schneller und effektiver in diesem Untertest werden. Keine Sorge, wenn es am Anfang noch nicht so recht klappt. Du benötigst bei diesem Untertest viel Übung und eine gewisse Ausdauer, dann aber stellen sich die Erfolge von ganz von alleine ein.

Erklärende Beispielaufgaben

Beispielaufgabe 1

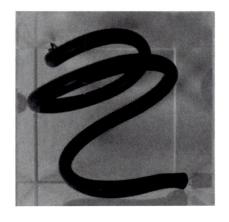 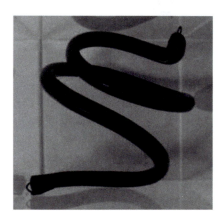

(A) : r
(B) : l
(C) : u
(D) : o
(E) : h

1. Sind die beiden Bilder spiegelbildlich?
   ✓   Ja → Antwort (E)

Beispielaufgabe 2

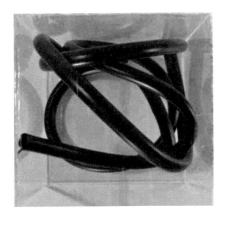
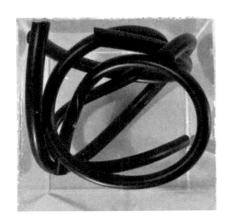

(A) : r
(B) : l
(C) : u
(D) : o
(E) : h

1. Sind die beiden Bilder spiegelbildlich?
   ✓ Ja → Antwort (E)

Beispielaufgabe 3

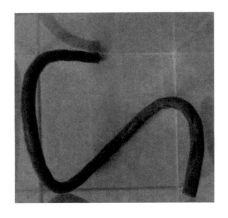
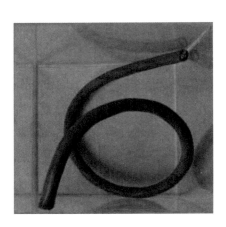

(A) : r
(B) : l
(C) : u
(D) : o
(E) : h

1. Sind die beiden Bilder spiegelbildlich?
   × Nein!
2. Ist es eine Kipp- oder Drehbewegung?
   ✓ Drehbewegung! (oberes Ende bleibt oben und unteres Ende bleibt unten, aber sie wechseln vom linken Rand des Würfels nach rechts und umgekehrt)
3. Ist es die Ansicht von links oder rechts?!
   ✓ Rechts! → Antwort (A) (das rechte untere Ende auf dem ersten Foto befindet sich auf dem zweiten nun vorne)

Beispielaufgabe 4

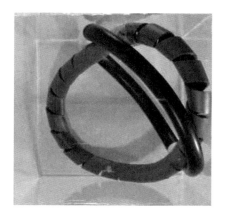
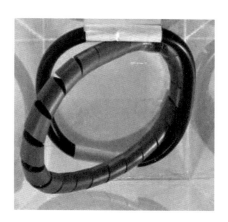

(A) : r
(B) : l
(C) : u
(D) : o
(E) : h

1. Sind die beiden Bilder spiegelbildlich?
   × Nein!
2. Ist es eine Kipp- oder Drehbewegung?
   ✓ Drehbewegung! (die Seiten ändern sich, die Höhen bleiben gleich)
3. Überprüfung, ob links oder rechts!
   ✓ Links! → Antwort (B) (das obere weiße Pflaster befindet sich auf dem zweiten nun vorne)

Beispielaufgabe 5

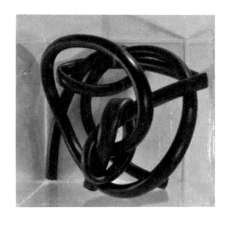
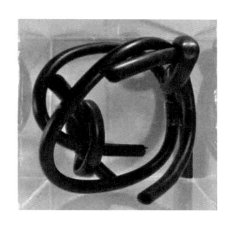

(A) : r
(B) : l
(C) : u
(D) : o
(E) : h

1. Sind die beiden Bilder spiegelbildlich?
   × Nein!
2. Ist es eine Kipp- oder Drehbewegung?
   ✓ Drehbewegung! (die Seiten ändern sich, die Höhen bleiben gleich)
3. Überprüfung, ob links oder rechts!
   ✓ Rechts! → Antwort (A) (der Knoten auf dem ersten Foto befindet sich auf dem zweiten nun links)

Beispielaufgabe 6

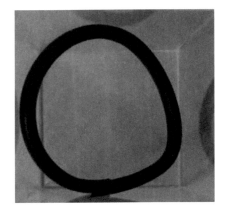

(A) : r
(B) : l
(C) : u
(D) : o
(E) : h

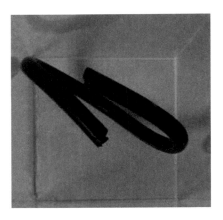

1. Sind die beiden Bilder spiegelbildlich?
   × Nein!
2. Ist es eine Kipp- oder Drehbewegung?
   ✓ Kippbewegung! (auf dem ersten Foto befinden sich die Schlauchenden in der Mitte und unten, auf dem zweiten im mittleren Teil des Würfels)
3. Überprüfung ob Ansicht von oben oder unten!
   ✓ Unten! → Antwort (C) (die Schlauchenden befinden sich nun ganz vorne)

Beispielaufgabe 7

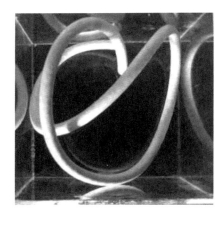

(A) : r
(B) : l
(C) : u
(D) : o
(E) : h

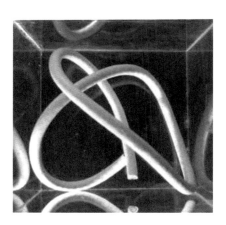

1. Sind die beiden Bilder spiegelbildlich?
   × Nein!
2. Ist es eine Kipp- oder Drehbewegung?
   ✓ Kippbewegung! (auf dem ersten Foto befinden sich die Schlauchenden in der Mitte und oben, auf dem zweiten im mittleren Teil des Würfels aber unten)
3. Überprüfung, ob Ansicht von oben oder unten!
   ✓ Unten! → Antwort (C) (die Schlauchenden befinden sich nun im hinteren Teil)

Beispielaufgabe 8

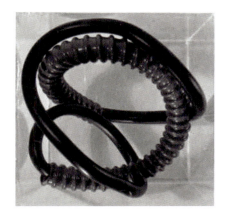
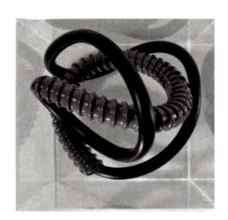

(A) : r
(B) : l
(C) : u
(D) : o
(E) : h

1. Sind die beiden Bilder spiegelbildlich?
   × Nein!
2. Ist es eine Kipp- oder Drehbewegung?
   ✓ Kippbewegung! (auf dem ersten Foto befinden sich Teile des Schlauches im untersten Teil des Würfels (Schwarzer unter dem Grauen), auf dem zweiten nicht mehr)
3. Überprüfung, ob Ansicht von oben oder unten!
   ✓ Unten! → Antwort (C) (die Schnittstelle schwarzer und grauer Schlauch befindet sich nun ganz vorne)

11.2.1 AUSFÜHRLICHE LÖSUNGSANSÄTZE

Beispielaufgabe 9

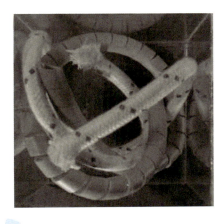
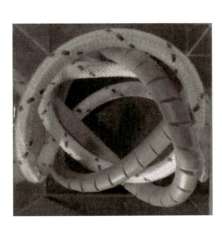

(A) : r
(B) : l
(C) : u
(D) : o
(E) : h

SCHWIERIGKEIT! Die Schlauchenden sind nur auf dem linken Foto sofort erkennbar, das erschwert eine rasche Orientierung. Eine typische Schwierigkeit, welche von den Testherstellern immer wieder gerne verwendet wird, ist es die Schlauchenden so geschickt zu legen, dass diese nicht auf beiden Fotos erkennbar sind.

TIPP! Nicht auf die Schlauchenden versteifen! Orientiere Dich auch an anderen Strukturen.

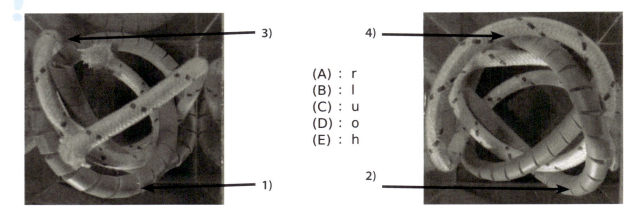

Lösungsansatz: Gespiegelt? Nein! Unterscheidung ob Dreh- oder Kippbewegung!
1. Grauer Schlauch stellt die tiefste Stelle im linken Foto dar
2. Grauer Schlauch stellt auch im rechten Foto die tiefste Stelle dar → Drehbewegung wahrscheinlich (Höhe bleibt gleich). Ansicht von links oder von rechts?
3. Weißer Schlauch, höchste Stelle, läuft entlang der linken Wand
4. Weißer Schlauch, höchste Stelle, läuft entlang der Vorderwand → Ansicht von links!!!

Beispielaufgabe 10

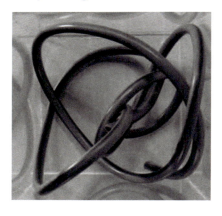

(A) : r
(B) : l
(C) : u
(D) : o
(E) : h

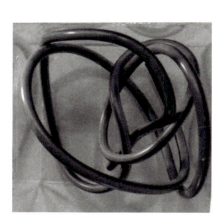

SCHWIERIGKEIT! Viele Kurven und Biegungen, das erschwert eine rasche Orientierung.

Eine typische Schwierigkeit, welche von den Testherstellern immer wieder gerne verwendet wird, ist es, ein regelrechtes Schlauchknäuel in den Würfel zu legen.

TIPP! Suche auf dem linken Foto von oben nach unten nach Strukturen, die Du eindeutig zuordnen kannst.

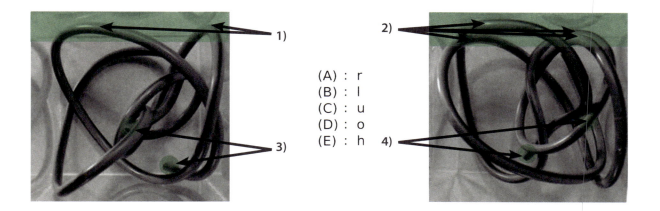

(A) : r
(B) : l
(C) : u
(D) : o
(E) : h

Lösungsansatz: Gespiegelt? Nein! Unterscheidung, ob Dreh- oder Kippbewegung!
1. Im oberen Teil des Würfels finden sich zwei Bögen.
2. Auf dem rechten Foto finden sich mehr/andere Bögen im oberen Teil des Würfels → Kippbewegung wahrscheinlich (Höhe bleibt nicht gleich). Ansicht von oben oder von unten?
3. Bei Kippbewegungen bleiben die Seiten gleich! Mittleres Schlauchende: Öffnung zeigt nach vorne unten. Rechtes Schlauchende: Öffnung zeigt nach hinten.
4. Mittleres Schlauchende: Öffnung zeigt nach unten. Rechtes Schlauchende: Öffnung zeigt nach hinten → Ansicht von oben!

Beispielaufgabe 11

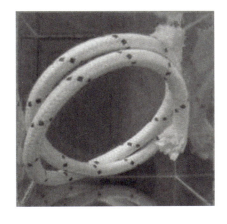

(A) : r
(B) : l
(C) : u
(D) : o
(E) : h

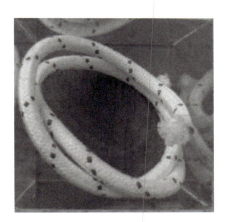

SCHWIERIGKEIT! Die Ansichten von oben und von unten sind sich sehr ähnlich!

Würdest Du in diesem Beispiel nur auf die Schlauchenden achten, wäre sowohl die Ansicht von oben als auch die Ansicht von unten denkbar!

TIPP! Achte auf den Verlauf des Schlauchs. Wo schneiden sich die Verläufe?

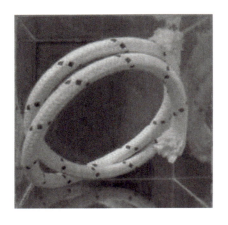
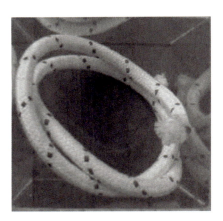

(A) : r
(B) : l
(C) : u
(D) : o
(E) : h

Lösungsansatz: Gespiegelt? Nein! Unterscheidung, ob Dreh- oder Kippbewegung! Kippbewegung! Die Seiten bleiben gleich (Schlauchenden bleiben im rechten Teil des Würfels), die Höhe der Schlauchenden ändert sich aber. → Kippbewegung! Oben oder Unten?
1. Im unteren hinteren Teil befindet sich auf dem linken Foto eine Überkreuzung.
2. Diese befindet sich auf dem rechten Foto im unteren vorderen Teil → Ansicht von unten.
3. Das obere Schlauchende ist sehr kurz und schneidet den Ring noch an der rechten Würfelwand (auf dem linken Foto verdeckt). Dieses Schlauchende befindet sich auf dem rechten Foto im hinteren Teil des Würfels → Ansicht von unten.

Weitere ausführliche Übungsbeispiele findest Du in unserem Übungsbuch **Schlauchfiguren im EMS & TMS**

11.3 BEARBEITUNGSTIPPS

TIPP! Ärgerliche Leichtsinnsfehler! Oft verliert man bei diesem Untertest Punkte durch Leichtsinnsfehler. Du solltest auf die Verbesserung solcher „dummer" Fehler in der Trainingsphase besonders achten und Dich an Dein Schema halten.

TIPP! Abdecken! Bei dem Schritt „Überprüfen" ist es zu Beginn hilfreich, das zweite Foto mit der rechten Hand abzudecken, um einer Verwechslung bzw. einem von-Rechts-nach-Links-Denken vorzubeugen.

TIPP! Mut zur Lücke! Oft hängt man gleich zu Beginn der Aufgabe an der grundlegenden Entscheidung, ob eine Kipp- oder Drehbewegung vorliegt, fest. Bei so einem „optischen Hänger" solltest Du keine Zeit verlieren. Du markierst die Aufgabe am Rand und gehst zur nächsten Aufgabe über. Wenn am Ende noch Zeit ist, kannst Du zurückkehren und sie erneut versuchen. Oft erkennt man beim zweiten Versuch die korrekte Lösung auf den ersten Blick. Damit sparst Du Dir wichtige Bearbeitungszeit in der Du andere Aufgaben lösen kannst.

TIPP! Ned hudle! 36 Sekunden pro Aufgabe ist mit ein wenig Übung mehr als genug für die leichten Aufgaben, da diese Aufgaben oft schon auf einen Blick gelöst werden können. Die so gesparte Zeit solltest Du dann bei den schwierigen Aufgaben nutzen, um hier wirklich Schritt für Schritt zur richtigen Lösung zu kommen. Wichtig für alle Aufgaben ist es, ruhig und konzentriert vorzugehen und nicht der Hektik zu verfallen. Lieber 18 Aufgaben bearbeiten und 17 Richtige als 20 Aufgaben zu bearbeiten und nur 15 korrekte Lösungen zu haben.

VORSICHT! Fiese Falle! Die Testhersteller versuchen durch geschicktes Legen der Schlauchenden, Dich von Anfang an zu verwirren, bzw. Kipp- wie Drehbewegungen aussehen zu lassen und umgekehrt. Du solltest vor allem bei den schweren Aufgaben darauf achten. Einige Beispiele dazu findest Du im Anschluss in den Übungsaufgaben.

TIPP! Hinter den Kulissen! Auch die Testhersteller wissen, dass sich jeder an den Schlauchenden orientiert und setzen daher gezielt einen Fokus auf "falsche Fährten" bei den Schlauchenden. Du solltest Dich also zusätzlich auch an anderen Strukturen orientieren (Knoten, Überschneidung zweier Schläuche, ausladende Kurven der Schläuche, etc.). Du solltest folglich nicht nur auf das Offensichtliche achten und immer mindestens zwei verschiedene Strukturen überprüfen, bevor Du eine Entscheidung triffst.

11.4 TRAININGSPENSUM UND -ANLEITUNG

Bei diesem Untertest ist es am Anfang wichtig, viele Aufgaben Schritt für Schritt zu lösen und die Ansichten zu „verstehen". Dies kann, je nach Vorkenntnissen, ein bis zwei Wochen dauern. Du solltest versuchen Dir möglichst viel Übungsmaterial zu besorgen, welches Du auch gerne mehrmals durcharbeiten kannst. Ein Auswendiglernen, wie bei den Merkfähigkeitstests, ist hier nicht möglich.

TIPP! Alles auf dem Kopf? Du kannst Dein Übungsmaterial auch auf den Kopf drehen und bearbeiten, so erhälst Du „neue" Aufgaben. Die Lösungen bleiben aber dieselben.

Zum Einstudieren seines eigenen Lösungsschemas benötigt jeder einen ganz individuellen Zeitraum (alles zwischen einer und bis zu drei Wochen). Hast Du einmal den Bogen raus und Dein Lösungsschema verinnerlicht, musst Du nur noch die Zeithürde meistern. Dazu solltest Du zwei bis drei Mal pro Woche unter Echtzeitbedingungen trainieren. Mit wirklichkeitsnahem Zeitdruck zu kreuzen ist wichtig. Nur so kannst Du ein „Gespür" für den zeitlichen Rahmen entwickeln.

Aufgaben, die Du falsch oder nicht bearbeitet hast, solltest Du Dir nach Ablauf der Zeit, direkt im Anschluss nochmals genau anschauen und auf vermeidbare Fehler achten.

Um möglichst schnelle Erfolge zu verbuchen, solltest Du möglichst kontinuierlich trainieren. Das bedeutet es ist nicht sinnvoll, an einem Tag mehr als einen Test zu kreuzen. Im Umkehrschluss ist es auch nicht zielführend, weniger als zwei Tests pro Woche durchzuarbeiten. Ein gutes Maß wären beispielsweise drei komplette Untertests unter Zeitdruck pro Woche, wobei Du unbedingt fünf bis zehn Minuten zur Nachbesprechung der falsch gelösten Aufgaben einplanen solltest.

TIPP! Von einem Streiche fällt noch keine Eiche! Wie ein Profisportler, kannst Du wochenweise einen Trainingsplan für den Aufnahmetest erstellen, bei dem Du dreimal pro Woche Zeit für Schlauchfiguren einplanst.

Nach ein paar Wochen Training wirst Du merken, dass es immer leichter von der Hand geht. Wer bei diesem Untertest zuhause immer die volle Punktzahl erreicht, kann sich freuen: Du wirst auch beim TMS bzw. EMS alle Punkte abräumen!

Merkbox

- ✓ Lege einen Trainingsschwerpunkt auf die Unterscheidung von Kippbewegungen und Drehbewegungen.
- ✓ Vergleiche mindestens zwei markante Strukturen auf beiden Abbildungen, bevor Du eine Entscheidung triffst. Vor allem bei den schweren Aufgaben.
- ✓ Nicht zu viel Zeit bei einer Aufgabe vergeuden. Habe den Mut auch mal eine Aufgabe zu überspringen und später zurückzukehren!
- ✓ Punktebringer! Bei diesem Untertest sind problemlos alle Punkte möglich, deshalb solltest Du Dich auf diesen Untertest besonders gut vorbereiten.

11.5 ÜBUNGSAUFGABEN

Anzahl der Aufgaben: 20 Aufgaben
Bearbeitungszeit: 12 Minuten

Aufgabe Nr. 1

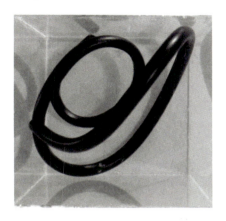
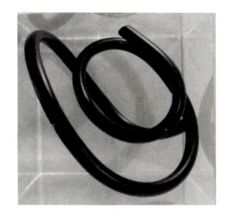

(A) : r
(B) : l
(C) : u
(D) : o
(E) : h

Aufgabe Nr. 2

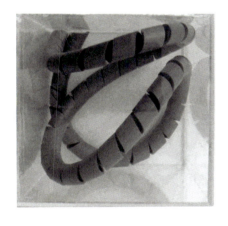
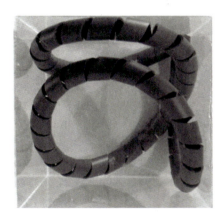

(A) : r
(B) : l
(C) : u
(D) : o
(E) : h

Aufgabe Nr. 3

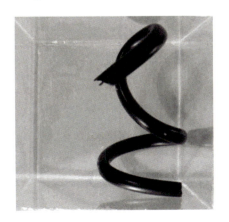
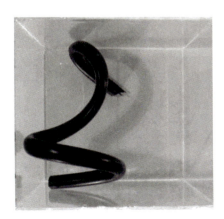

(A) : r
(B) : l
(C) : u
(D) : o
(E) : h

123

Aufgabe Nr. 4

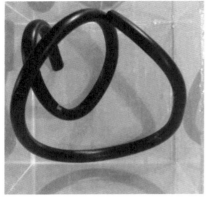

(A) : r
(B) : l
(C) : u
(D) : o
(E) : h

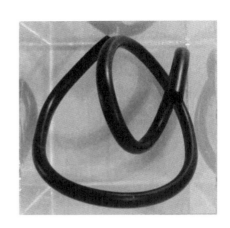

Aufgabe Nr. 5

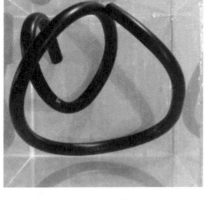

(A) : r
(B) : l
(C) : u
(D) : o
(E) : h

Aufgabe Nr. 6

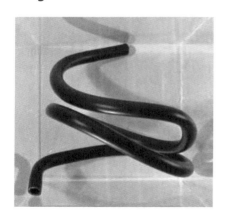

(A) : r
(B) : l
(C) : u
(D) : o
(E) : h

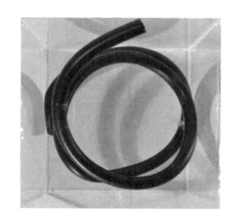

124

Aufgabe Nr. 7

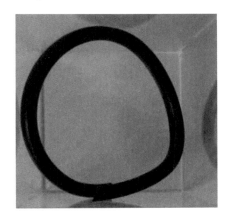
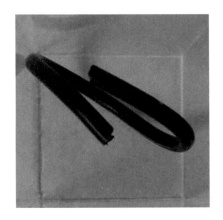

(A) : r
(B) : l
(C) : u
(D) : o
(E) : h

Aufgabe Nr. 8

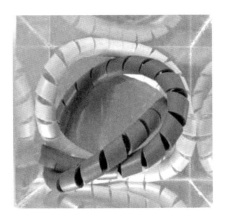
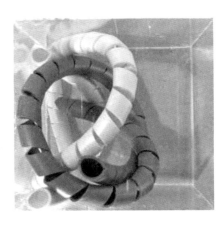

(A) : r
(B) : l
(C) : u
(D) : o
(E) : h

Aufgabe Nr. 9

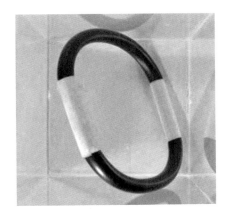
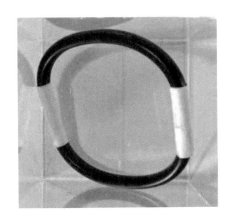

(A) : r
(B) : l
(C) : u
(D) : o
(E) : h

Aufgabe Nr. 10

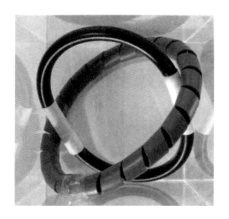
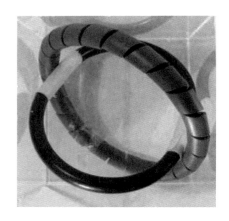

(A) : r
(B) : l
(C) : u
(D) : o
(E) : h

Aufgabe Nr. 11

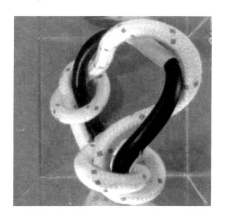
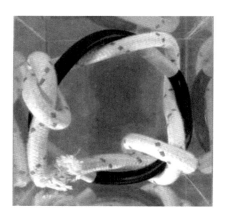

(A) : r
(B) : l
(C) : u
(D) : o
(E) : h

Aufgabe Nr. 12

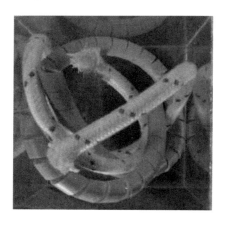
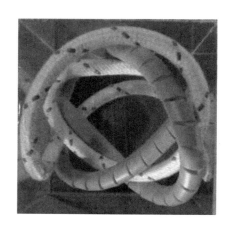

(A) : r
(B) : l
(C) : u
(D) : o
(E) : h

Aufgabe Nr. 13

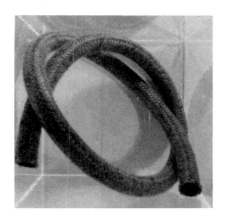
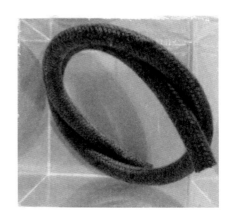

(A) : r
(B) : l
(C) : u
(D) : o
(E) : h

Aufgabe Nr. 14

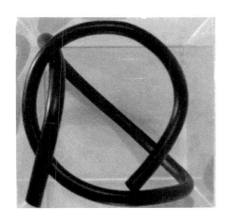
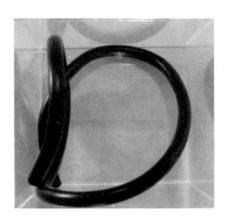

(A) : r
(B) : l
(C) : u
(D) : o
(E) : h

Aufgabe Nr. 15

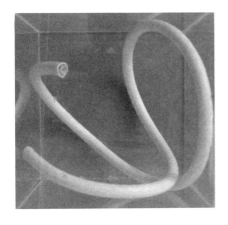
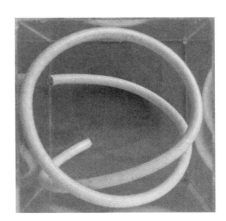

(A) : r
(B) : l
(C) : u
(D) : o
(E) : h

Aufgabe Nr. 16

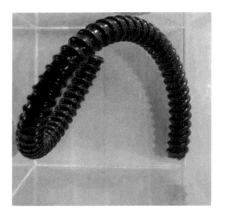
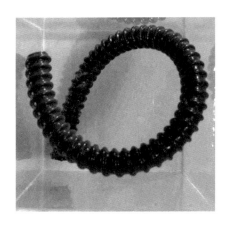

(A) : r
(B) : l
(C) : u
(D) : o
(E) : h

Aufgabe Nr. 17

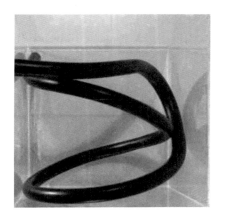
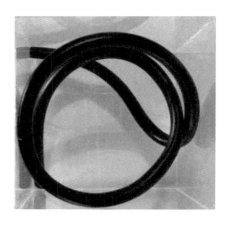

(A) : r
(B) : l
(C) : u
(D) : o
(E) : h

Aufgabe Nr. 18

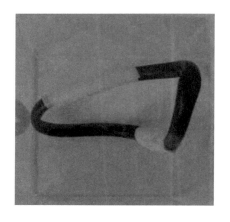
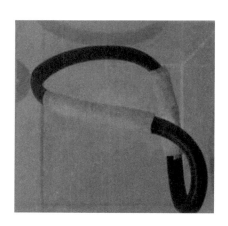

(A) : r
(B) : l
(C) : u
(D) : o
(E) : h

128

Aufgabe Nr. 19

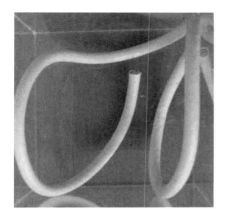

(A) : r
(B) : l
(C) : u
(D) : o
(E) : h

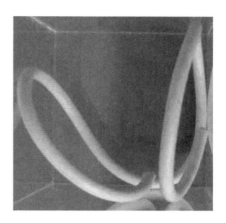

Aufgabe Nr. 20

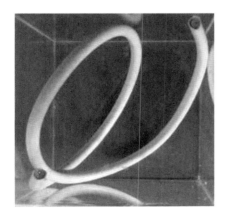

(A) : r
(B) : l
(C) : u
(D) : o
(E) : h

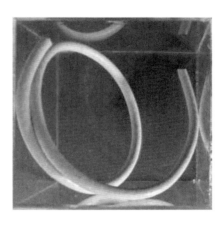

UNTERTEST
TEXTVERSTÄNDNIS

12 UNTERTEST TEXTVERSTÄNDNIS

12.1 ALLGEMEINES UND AUFBAU

Wie bei allen Untertests im EMS und TMS, ist es auch beim Textverständnis so, dass es zu jeder Frage nur eine richtige Antwort (A) – (E) gibt und man unabhängig vom Schweregrad stets nur einen Punkt für jede richtige Antwort bekommt. Für falsche Antworten werden keine Punkte abgezogen.

Im EMS muss man drei Texte mit jeweils sechs Fragen innerhalb von 45 Minuten bearbeiten. Im TMS sind es vier Texte mit jeweils sechs Fragen innerhalb von 60 Minuten. Durchschnittlich hat man somit sowohl im EMS als auch im TMS 15 Minuten Zeit zur Bearbeitung eines Textes, inklusive der zugehörigen sechs Fragen. Da sich die Textverständnisaufgaben jedoch in ihrem Schweregrad stark unterscheiden, solltest Du zur Bearbeitung eines leichten Textes etwas weniger Zeit und zur Bearbeitung eines schweren Textes etwas mehr Zeit einplanen.

Insgesamt kann man beim EMS maximal 18 Punkte erreichen. Auch im TMS kann man maximal 18 Punkte erreichen, da ein gesamter Text, der sogenannte „Einstreutext", inklusive der dazugehörigen sechs Fragen, nicht in die Wertung miteinfließt.

Wir werden immer wieder gefragt, ob es möglich ist herauszufinden, welcher der Texte nicht gewertet wird. Leider ist dies nicht möglich, da der „Einstreutext" keine besondere Kennzeichnung besitzt.

Bei der Auswertung des EMS 2012 zeigte sich, dass die TeilnehmerInnen beim Untertest Textverständnis, noch vor dem Untertest „Quantitative und formale Probleme", die wenigsten Punkte holten (vgl. Bericht 19 über die Durchführung und Ergebnisse des EMS 2012, Hänsgen & Spicher, 2012). Dies lässt sich zum einen darauf zurückzuführen, dass die Texte inzwischen anspruchsvoller geworden sind, zum anderen liegt es aber auch daran, dass sich viele EMS- bzw. TMS-TeilnehmerInnen kaum auf diesen Untertest vorbereiten. Deshalb ist es umso wichtiger, dass Du Dich auch auf diesen Untertest gründlich vorbereitest, denn hier kannst Du Dich von vielen Teilnehmern abheben und entscheidende Punkte sammeln.

Unsere Erfahrungen aus den letzten Jahren haben gezeigt, dass wirklich jeder in diesem Untertest ein Top-Ergebnis einfahren kann, das heißt 15-18 Punkte. Die Voraussetzung dafür ist, dass Du eine Lösungsstrategie, wie wir sie im Folgenden beschreiben, einstudierst und diese mit Hilfe möglichst vieler Übungsaufgaben kontinuierlich trainierst. Eventuell dauert es ein bis zwei Wochen, bis Du die ersten Ergebnisse siehst, aber Du wirst Dein Abschneiden in diesem Untertest definitiv deutlich verbessern. Zudem zählt die Fähigkeit, Dich mit komplexen Sachverhalten strukturiert auseinanderzusetzen zu können, zu den Dingen, die Du täglich im Studium und als Arzt brauchst. Dies sollte eine zusätzliche Motivation für Dich sein.

12.1.1 DEFINITION DES UNTERTESTS TEXTVERSTÄNDNIS VOM TESTHERSTELLER

„Mit Hilfe dieser Aufgabengruppe wird die Fähigkeit geprüft, umfangreiches und komplexes Text-material aufzunehmen und zu verarbeiten. Die Texte sind inhaltlich und grammatikalisch anspruchs-voll – sie können unter Nutzung von Notizen und Unterstreichungen erarbeitet werden. Die Abfrage erfolgt wiederum über die Auswahl einer richtigen oder falschen Aussage aus fünf vorgegebenen Aussagen. Diese Texte waren vor allem beim Übersetzen anspruchsvoll – zur Schwierigkeit gehören nicht nur die Inhalte, sondern auch die Satzstruktur." (Bericht 19 über die Durchführung und Ergeb-nisse des EMS 2012, Hänsgen & Spicher, 2012)

12.1.2 SCHLUSSFOLGERUNGEN AUS DER DEFINITION DES UNTERTESTS TEXTVERSTÄNDNIS

Zum einen wird klar, dass die naturwissenschaftlichen Texte, mit denen Du Dich auseinanderset-zen musst, nicht nur inhaltlich äußerst komplex sind, sondern dass auch die Satzstruktur bewusst komplex gestaltet ist. Das heißt die Sätze sind lang, verschachtelt und mit vielen Nebensätzen und Appositionen versehen. Hinzu kommt, dass Du mit zahlreichen Fachbegriffen und Fremdwörtern konfrontiert wirst, die Du nicht kennst und die teilweise auch nicht näher im Text erklärt werden. Dies alles dient dem Zweck, einen Text zu präsentieren, der die TeilnehmerInnen bewusst überfor-dert und einschüchtert.

Die meisten Teilnehmenden machen daher den Fehler, dass sie versuchen sich alles, was im Text steht, einzuprägen, um im Anschluss alle Fragen beantworten zu können. Doch leider funktioniert das nicht. Zum einen braucht man zum exakten Lesen des Textes zu viel Zeit und zum anderen kann man sich die zahlreichen Details, die in einen derartig komplexen Text gepackt sind, nicht in der kur-zen Zeit merken. Diese Herangehensweise braucht viel Zeit, ist ineffektiv und ist der Grund, weshalb viele Teilnehmenden beim Textverständnis sehr schlecht abschneiden.

TIPP! Beim Textverständnis geht es darum, einen Text zu analysieren und komplexe Sachverhalte in kleinen Skizzen festzuhalten. Indem man die Struktur des Textes herausarbeitet und kleine Skiz-zen anfertigt, kann man die Fragen durch gezieltes Nachlesen im Text / Nachschauen in den Skizzen schnell und sicher beantworten.

Wie Du diese Struktur schaffst, worauf Du beim Lesen des Textes zu achten hast und wie Du präzise Skizzen erstellst, erklären wir im Abschnitt „Das erste Lesen des Textes".

12.1.3 WIE IST EINE TEXTVERSTÄNDNISAUFGABE IM EMS UND TMS AUFGEBAUT?

Eine Textverständnisaufgabe besteht aus einem 4000-5000 Zeichen langen Text (das entspricht in etwa einer Din-A4-Seite) mit jeweils sechs Fragen, die dazu gestellt werden. Die Texte befassen sich immer mit naturwissenschaftlichen Themen aus dem Bereich der Medizin, Biologie, Biochemie, Physiologie, etc.

Die Fragen zu den Texten lassen sich ohne Vorwissen und nur mit Hilfe des zugehörigen Textes beantworten, wobei Vorkenntnisse natürlich von Vorteil für die Bearbeitung der Fragen sind. Zudem entsprechen die Texte dem gegenwärtigen Wissensstand der Naturwissenschaften. Du musst also keine Angst haben, dass im Text falsche Sachverhalte erklärt werden, die die TeilnehmerInnen bei der Beantwortung der Fragen verwirren sollen, wie dies in verschiedenen Internetforen zu lesen ist.

TIPP! Wenn Du Vorkenntnisse zu einem Thema hast, kannst Du diese also ohne zu zögern bei der Beantwortung der Fragen einbringen.

Wichtig ist auch zu wissen, dass es verschiedene Fragestellungen gibt. Zum einen gibt es positive Fragestellungen, bei denen nach der richtigen Antwort gesucht wird, zum anderen gibt es negative Fragestellungen, bei denen nach der falschen Antwort gesucht wird. Bei negativen Fragestellungen solltest Du sehr vorsichtig sein, denn es passiert häufig, dass man bei diesen Aufgaben eine Aussage liest, sich denkt „Okay, die Aussage ist richtig!" und, weil man gewohnt ist immer nach der richtigen Aussage zu suchen, denkt man die Aufgabe ist damit gelöst und setzt sein Kreuzchen. Doch leider war nach der falschen Aussage gesucht.

TIPP! Du solltest Dir daher negative Fragestellung stets markieren, um Leichtsinnsfehler zu vermeiden.

Ein weiterer Fragentyp sind Kombinationsfragen, bei denen die Richtigkeit von drei Aussagen (I., II. und III.) unabhängig voneinander überprüft werden muss. Die Antwortmöglichkeiten (A)-(E) stellen Kombinationen aus diesen Aussagen dar (z.B. „Nur Aussage I. lässt sich ableiten" oder „Alle Aussagen lassen sich ableiten").

TIPP! Hier solltest Du Dir zuerst die Aussage anschauen, die in den Antwortmöglichkeiten am häufigsten vorkommt. Falls diese Aussage eindeutig falsch ist, kannst Du bereits den Großteil der Antwortmöglichkeiten ausschließen und Dir somit viel Arbeit ersparen. Manchmal reicht es dann sogar, nur noch eine weitere Aussage zu bearbeiten, um die richtige Antwort zu ermitteln.

12.1.4 WAS MAN ALLES ZUR KORREKTEN BEARBEITUNG DES UNTERTESTS TEXTVERSTÄNDNIS BRAUCHT

Da unter den Texten etwa eine halbe Din-A4-Seite Raum zur Verfügung steht, brauchst Du keine weiteren Schmierzettel für Skizzen und kleine Schaubilder. Was aber jeder unbedingt braucht, sind drei bis vier verschiedenfarbige Textmarker. Ohne Textmarker kann man eine Textverständnisaufgabe nicht effektiv bearbeiten. Daher solltest Du die Bearbeitung der Texte von Anfang an mit Textmarkern trainieren, damit das Anstreichen von wichtigen Textpassagen zur Routine wird. Dies ist eine der wenigen Hilfestellungen, die einem im EMS und TMS gewährt wird, also solltest Du sie nutzen.

12.2 BEARBEITUNGSSTRATEGIE

Im Grunde lässt sich die Bearbeitung der Textverständnisaufgaben in zwei Abschnitte gliedern. Zum einen gibt es das erste Lesen des Textes, bei dem es darum geht, innerhalb von circa 7 Minuten den Text zu lesen, thematisch zu strukturieren und alle relevanten Informationen mit Hilfe von Textmarkern zu unterstreichen. Dies ist auch der Arbeitsabschnitt, bei dem Du Dich am deutlichsten verbessern kannst und auf den Du beim Training ein besonderes Augenmerk legen solltest. Innerhalb kürzester Zeit wirst Du jeden Text flüssig durchlesen und strukturieren können, ohne an jedem Fremdwort oder jeder kleinen Unklarheit hängen zu bleiben, sodass Du im Anschluss noch genügend Zeit zur Beantwortung der Fragen hast. Es geht beim ersten Lesen des Textes vor allem darum, dass Du hinterher weißt wo im Text was steht!

Allerdings werden inzwischen im EMS und TMS auch Textaufgaben gestellt, bei denen es darum geht, Regelkreise und komplexe kausale Zusammenhänge zu erkennen und zu verstehen. Be diesen schweren Texten ist es nicht mehr ausreichend zu wissen wo im Text was steht, sondern Du musst den Inhalt verstanden haben, um die Fragen beantworten zu können. Es ist daher besonders wichtig, Dir während des ersten Lesens dieser Texte kleine Skizzen zu machen, um komplexe Zusammenhänge übersichtlich und verständlich zusammenzufassen. Das Erstellen von Skizzen solltest Du von Beginn an einstudieren. Wie Du solche Skizzen effizient erstellst, erklären wir weiter unten anhand eines Beispiels.

Der zweite Abschnitt ist das Beantworten der Fragen. Hierbei handelt es sich im Grunde nur mehr um ein gezieltes Nachlesen im Text. Wenn Du den Text beim ersten Lesen sauber thematisch strukturiert und schematische Skizzen erstellt hast, dann geht es bei der Beantwortung der Fragen nur noch darum, im entsprechenden thematischen Abschnitt nachzulesen bzw. in der entsprechenden Skizze nachzuschauen, ob die Aussage zutrifft oder nicht. So einfach ist das! Aber eben nur, wenn Du den Text zuvor gründlich strukturiert hast und Dir kleine Skizzen zur Verdeutlichung der komplexen Zusammenhänge erstellt hast.

12.2.1 DAS ERSTE LESEN DES TEXTES

Worauf musst Du also beim ersten Lesen des Textes achten? Wir werden versuchen das nun systematisch anhand von möglichst wenigen Stichpunkten zu erklären.

1. **Thematische Struktur des Textes**

   Das Wichtigste ist, die verschiedenen Themen, die in einem Text behandelt werden, zu erkennen, zu benennen und die Grenzen dieser Themen im Text zu markieren. Dabei ist es nicht ausreichend, Dich an die vorgegebene Struktur (Absätze, Umbrüche) des Textes zu halten. Denn je schwerer ein Text ist, desto weniger sichtbare Absätze werden zur Orientierung gegeben sein. Du solltest deshalb versuchen, den Text in möglichst viele kleine thematische Blöcke zu zerlegen. Je genauer Du dies beim ersten Lesen machst, desto weniger Zeit brauchst Du später beim Nachlesen zu den einzelnen Fragen. Vorsicht! Häufig werden Informationen, die thematisch zu einem Block gehören, in einem thematisch fremden Zusammenhang erwähnt. Diese Informationen musst Du sichtbar in der Farbe des thematischen Blocks markieren, dem sie eigentlich zugehören oder einen Pfeil zum entsprechenden Block zeichnen, denn erfahrungsgemäß sind dies häufig die Informationen, die Du später zur Beantwortung der Fragen brauchst und dann nicht findest, da sie nicht dort stehen, wo Du sie thematisch einordnen würdest.

   Was soll man unterstreichen?
   - ✓ **Fremdwörter**
     (Alle Fremdwörter und Fachausdrücke inklusive ihrer Erklärung, falls vorhanden, müssen angestrichen werden)
   - ✓ **Zahlen und Zahlenbereiche**
     (Zahlen und Zahlenbereiche bieten sich hervorragend zum Abfragen an, deshalb anstreichen. Immer auch die Einheiten beachten, da hier häufig Fallen gestellt werden)
   - ✓ **Inhaltliche Zusammenhänge**
     (Wenn erklärt wird, wie eine Größe auf eine andere Einfluss nimmt, diese verändert, als Voraussetzung dafür benötigt wird oder ähnliches, dann ist das von besonderer Bedeutung und deshalb unbedingt zu markieren. Falls es sich dabei um schwer verständliche oder komplizierte Zusammenhänge handelt, unbedingt eine kleine Skizze zeichnen, um Leichtsinnsfehlern vorzubeugen.)

2. **Reduktion auf das Wesentliche**

   In unseren Kursen erleben wir es immer wieder, dass viele TeilnehmerInnen beinahe den gesamten Text mit Farben „grundieren". Dann ist der Vorteil des Hervorhebens bestimmter Passagen durch Markierung natürlich wieder dahin. Deshalb solltest Du Dich auf die oben genannten drei Punkte beschränken und Du wirst damit großen Erfolg haben. Es gilt die Devise: Reduktion auf das Wesentliche!

3. **Wie zeichnet man schnell und präzise Skizzen?**

   Vor allem bei den Textaufgaben, in denen komplexe physiologische Regelkreise beschrieben werden, ist es von enormer Bedeutung, die kausalen Zusammenhänge im Text schnell und präzise in kleine Skizzen umwandeln zu können. Dabei gibt es zwei Regeln, die Du beachten solltest, um übersichtliche und verständliche Skizzen zu zeichnen.

   a) **Nur Abkürzungen verwenden**

   Wenn beispielsweise die Rede von der Nebennierenrinde ist, solltest Du die Abkürzung NNR verwenden, das geht schneller und ist viel übersichtlicher.

   b) **Symbole verwenden**

   Wenn beispielsweise die Rede von einer Hemmung ist, dann solltest Du nicht „hemmt" in die Skizze schreiben sondern ein „↓" oder ein „ – " verwenden. Diese Symbolik solltest Du Dir vor Beginn der Übungsaufgaben einmal überlegen und dann konsequent verwenden. Dadurch werden die Skizzen deutlich übersichtlicher und präziser.

Ein Bespiel für eine Skizze zu einem Text

Über ein negatives Feedback hemmt Testosteron im Hypothalamus die Sekretion des Gonadoliberins, welches auch Gonadotropin-Releasing Hormon genannt wird, und seinerseits die Sekretion des Luteinisierenden Hormons fördert. Dieses, in der Hypophyse produzierte, Luteinisierende Hormon steigert wiederum die Produktion von Testosteron in den Leydig'schen Zwischenzellen des Hodens. Testosteron bewirkt unter anderem die Reifung der Spermatiden zu Spermien und ist somit unerlässlich für die Fortpflanzung des Organismus. Zudem stimuliert es die Freisetzung von Erythropoetin in der Niere und führt somit zu einer Aktivierung des Knochenmarks mit folglich vermehrter Bildung von Erythrozyten.

Skizze

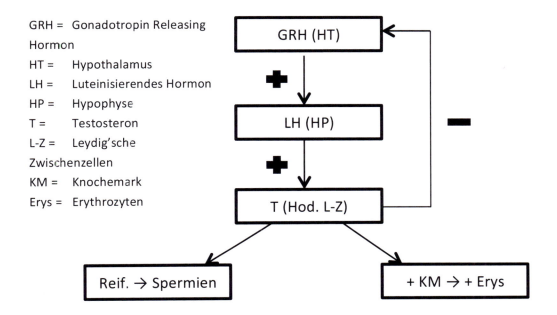

12.2.2 DAS BEANTWORTEN DER FRAGEN

Wie oben bereits erwähnt, geht es hier nur noch darum im Text nachzulesen / in einer Skizze nachzuschauen, ob eine Aussage richtig oder falsch ist. Eigentlich ganz einfach. Trotzdem solltest Du ein paar Regeln beachten, um Leichtsinnsfehler zu vermeiden.

1.   **Immer die erste Frage zum Text vor dem lesen anschauen**
     Das hat den Vorteil, dass Du direkt beim ersten Lesen alle relevanten Informationen zur Beantwortung der ersten Frage separat anstreichen kannst und damit schon einen Großteil der Arbeit zur Beantwortung erledigt hast. Du kannst auch probieren, Dir mehrere Fragen am Anfang durchzulesen. Das ist Geschmackssache. Uns hat es immer nur verwirrt auf so viele Dinge gleichzeitig achten zu müssen. Aber vielleicht funktioniert es für Dich sehr gut. Deshalb beim Üben mal ausprobieren.

2.   **Vorsicht bei negativen Fragestellungen**
     Negative Fragestellungen unbedingt markieren, um nicht zu vergessen, dass es eigentlich darum geht die falsche Antwort zu suchen. Dies führt sehr häufig zu Fehlern!!

3.   **Schieben statt suchen**
     Falls Du bei einer Aussage mal hängen bleibst, dann lieber überspringen und die nächste Aussage bearbeiten, bevor Du sinnlos Zeit vergeudest. Vielleicht ist die nächste Aussage eindeutig falsch oder richtig und Du musst nicht mehr weitersuchen.

4.   **Nur ankreuzen, wenn Du Dir 100% sicher bist**
     Beim Textverständnis geht es fast immer um Details aus dem Text. Wenn Du nur den geringsten Zweifel an der Antwort hast, solltest Du Dir ein paar Sekunden Zeit nehmen und nochmal gezielt im Text nachlesen. Die meisten Fehler passieren genau dann, wenn man sich denkt „Ich glaube das war so…"

5.   **Skizzen**
     Je komplexer die Texte werden, desto häufiger werden komplizierte kausale Zusammenhänge und Regelkreise beschrieben, die häufig nur mit Hilfe einer Skizze korrekt zu verstehen sind. Deshalb übe von Beginn an aus dem Text heraus kleine schematische Zeichnungen nach den oben genannten Regeln anzufertigen.

6.   **Im Notfall überfliegen**
     Grundsätzlich solltest Du immer wissen, wo Du im Text eine Antwort zu suchen hast oder, falls nicht, sie überspringen. Manchmal hat man aber Pech und muss nachschauen, ob sich eine Antwort ableiten lässt. Dann bietet es sich an, ein Schlüsselwort herauszupicken und dieses im Text durch grobes Überfliegen zu suchen. Jedoch ist dieses System nur für den absoluten Notfall zu empfehlen, da es sehr aufwendig und zeitintensiv ist.

12.2.3 PRAKTISCHE ÜBUNG ZUM TEXTVERSTÄNDNIS

Im Folgenden ist ein Text von leichtem bis mittlerem Schweregrad zu bearbeiten. Es geht jetzt nur darum zu versuchen, den Text innerhalb von 7-8 Minuten flüssig durchzulesen und ihn nach den oben beschriebenen Regeln zu strukturieren und die entscheidenden Passagen zu unterstreichen. Danach kannst Du Dein Ergebnis mit dem von uns bearbeiteten Text auf der nächsten Seite vergleichen und schauen, wo Du vielleicht einen Themenblock übersehen hast oder ob Du zu viel oder zu wenig unterstrichen hast. Die Fragen zum Text werden dann im nächsten Schritt bearbeitet.

Übungsaufgabe

Die Physiologie der Atmung ist geprägt durch verschiedene Atemgasvolumina der Luft in Lunge und Luftwegen. Atemluft (auch Atemzugvolumen, AZV) bezeichnet die je Atemzug eingeatmete und ausgeatmete (ventilierte) Menge Atemluft während der Ruheatmung (ca. 0,5 Liter). Das Atemzugvolumen kann bei willentlicher Ventilierung um 3 Liter erweitert werden, welche das Reservevolumen, auch Ergänzungsluft genannt, der Lunge zur Verfügung stellt. Je 1,5 Liter entfallen dabei auf das inspiratorische Reservevolumen (insp. R.; durch Einatmung) und das exspiratorische Reservevolumen (exsp. R.; durch Ausatmung). Zusammen ergeben Atemluft und Ergänzungsluft einen Vorrat von ungefähr 3,5 Litern, die der Mensch in einem Atemzug ventilieren kann. Diese Menge bezeichnet die Vitalkapazität (VC), wobei die Angabe eines „Normalwerts" für die Vitalkapazität kaum möglich ist, da diese von verschiedenen Parametern, wie Alter, Geschlecht, Körpergröße, Körperposition und Trainingszustand abhängig ist. Nach maximaler Ausatmung, d. h. auch des exspiratorischen Reservevolumens, verbleiben noch circa 1,5 Liter Luft als Residualvolumen in Atemwegen und Lunge, die nicht aktiv abgeatmet werden können. Vitalkapazität und Residualvolumen (RV) zusammengenommen, ergeben damit die Totalkapazität. Das funktionelle Residualvolumen (fRV) bezeichnet das Luftvolumen, das beim normalen Atmen in der Lunge verbleibt, also die Summe aus exspiratorischem Reservevolumen und Residualvolumen.

Das Atemzeitvolumen ist das Luftvolumen, das in einer bestimmten Zeitspanne eingeatmet und ausgeatmet wird. Es wird in l/min gemessen und definiert sich als Atmungsfrequenz multipliziert mit dem Atemzugvolumen. In Ruhe liegt es bei ungefähr 7,5 l/min. Der Atemgrenzwert (auch Minutengrenzwert) ist das bei maximalem Atemzugvolumen und maximaler Frequenz pro Minute ventilierbare Atemluftvolumen. Der Atemgrenzwert beträgt in der Regel 120 bis 170 Liter pro Minute.

Die Einsekundenkapazität (SK) ist dasjenige Volumen, das innerhalb einer Sekunde aus maximaler Inspirationslage (Atemzugvolumen + inspiratorisches Reservevolumen) forciert ausgeatmet werden kann. Die Messung der SK ist eine einfache Methode, um eine obstruktive Lungenfunktionsstörung zu erfassen. Man unterscheidet hierbei die absolute von der relativen SK. Die absolute SK (Forciertes Exspiratorisches Volumen in 1 Sekunde: FEV1) wird in Volumeneinheiten, beispielsweise in Liter, angegeben. Die individuellen Messwerte werden in Abhängigkeit von Alter, Geschlecht, Größe und Gewicht in Beziehung zu Sollwert-Standard-Tabellen gesetzt. Die relative SK (FEV1%-VC), auch Tiffeneau-Test genannt, wird in Prozent der inspiratorisch gemessenen Vitalkapazität (FEV1%IVC) oder der bei forcierter Exspiration gemessenen Vitalkapazität (FEV1%FVC) angegeben.

139

Die relative SK darf nur zur Beschreibung einer Obstruktion, d. h. einer Verengung im Bereich des Bronchialbaums, benutzt werden, wenn die VC im Normbereich liegt, und beträgt in der Regel 75 Prozent. Wenn bei schwerer Obstruktion, wie beispielsweise bei einer COPD (chronic obstructive pulmonary disease), aufgrund der vermehrten Atemarbeit auch die VC eingeschränkt ist, wird die relative SK falsch normal berechnet. In solchen Fällen muss die absolute SK zur Beurteilung herangezogen werden. Der Nachteil der SK-Messung ist die Abhängigkeit von der Patientenmitarbeit. Bei der obstruktiven Lungenfunktionsstörung ist der Atemwegswiderstand erhöht. Verursacht werden kann dies durch Sekret oder Fremdkörper in den Atemwegen (zum Beispiel bei chronischer Bronchitis), durch einengenden Druck von außen (zum Beispiel Tumor oder Ödeme) oder durch Emphyseme (Lungenüberblähung). Die Obstruktive Lungenfunktionsstörung zeigt sich im Tiffeneau-Test durch forcierte Exspiration, wobei das Forcierte Exspiratorische Sekundenvolumen (FEV1) erniedrigt ist, die Forcierte Vitalkapazität (FVC) aber gleich bleibt. Ebenso kann ein erhöhtes Residualvolumen sowie eine verminderte Vitalkapazität bei länger andauernder Obstruktion diagnostiziert werden. Krankheitsbilder die eine Obstruktive Ventilationsstörung verursachen sind Asthma, chronische Bronchitis sowie COPD und Fremdkörperaspiration. [1]

---

1   Quelle (http://de.wikipedia.org/wiki/Lungenfunktion;http://de.wikipedia.org/wiki/Inspiratorisches_ Reservevolumen)

Die Physiologie der Atmung ist geprägt durch verschiedene Atemgasvolumina der Luft in Lunge und Luftwegen. Atemluft (auch Atemzugvolumen, AZV) bezeichnet die je Atemzug eingeatmete und ausgeatmete (ventilierte) Menge Atemluft während der Ruheatmung (ca. 0,5 Liter).

Allgemeine Einleitung, AZV

Das Atemzugvolumen kann bei willentlicher Ventilierung um 3 Liter erweitert werden, welche das Reservevolumen, auch Ergänzungsluft genannt, der Lunge zur Verfügung stellt. Je 1,5 Liter entfallen dabei auf das inspiratorische Reservevolumen (insp. R.; durch Einatmung) und das exspiratorische Reservevolumen (exsp. R.; durch Ausatmung).

Insp.R. & exsp. R.

Zusammen ergeben Atemluft und Ergänzungsluft einen Vorrat von ungefähr 3,5 Litern, die der Mensch in einem Atemzug ventilieren kann. Diese Menge bezeichnet die Vitalkapazität (VC), wobei die Angabe eines „Normalwerts" für die Vitalkapazität kaum möglich ist, da diese von verschiedenen Parametern, wie Alter, Geschlecht, Körpergröße, Körperposition und Trainingszustand abhängig ist.

VC, abhängig von Faktoren

Nach maximaler Ausatmung, d. h. auch des exspiratorischen Reservevolumens, verbleiben noch circa 1,5 Liter Luft als Residualvolumen in Atemwegen und Lunge, die nicht aktiv abgeatmet werden können. Vitalkapazität und Residualvolumen (RV) zusammengenommen ergeben damit die Totalkapazität.

RV Totalkapazität = VC + RV

Das funktionelle Residualvolumen (fRV) bezeichnet das Luftvolumen, das beim normalen Atmen in der Lunge verbleibt also die Summe aus exspiratorischem Reservevolumen und Residualvolumen.

fRV = exsp.R + RV

Das Atemzeitvolumen ist das Luftvolumen, das in einer bestimmten Zeitspanne eingeatmet und ausgeatmet wird. Es wird in l/min gemessen und definiert sich als Atmungsfrequenz multipliziert mit dem Atemzugvolumen. In Ruhe liegt es bei ungefähr 7,5 l/min. Der Atemgrenzwert (auch Minutengrenzwert) ist das bei maximalem Atemzugvolumen und maximaler Frequenz pro Minute ventilierbare Atemluftvolumen. Der Atemgrenzwert beträgt in der Regel 120 bis 170 Liter pro Minute.

Atemzeitvol. = AZV * Frequenz

Die Einsekundenkapazität (SK) ist dasjenige Volumen, das innerhalb einer Sekunde aus maximaler Inspirationslage (Atemzugvolumen + inspiratorisches Reservevolumen) forciert ausgeatmet werden kann. Die Messung der SK ist eine einfache Methode um eine obstruktive

SK = AZV + insp. R. obstrukt. Lungenerkrankung

Lungenfunktionsstörung zu erfassen. Man unterscheidet hierbei die absolute von der relativen SK.

Die absolute SK (Forciertes Exspiratorisches Volumen in 1 Sekunde: FEV1) wird in Volumeneinheiten, beispielsweise in Liter, angegeben. Die individuellen Messwerte werden in Abhängigkeit von Alter, Geschlecht, Größe und Gewicht in Beziehung zu Sollwert-Standard-Tabellen gesetzt.

absolute SK = FEV1

Die relative SK (FEV1%VC), auch Tiffeneau-Test genannt, wird in Prozent der inspiratorisch gemessenen Vitalkapazität (FEV1%IVC) oder der bei forcierter Exspiration gemessenen Vitalkapazität (FEV1%FVC) angegeben. Die relative SK darf nur zur Beschreibung einer Obstruktion, d. h. einer Verengung im Bereich des Bronchialbaums, benutzt werden, wenn die VC im Normbereich liegt, und beträgt in der Regel 75 Prozent.

relative SK, Tiffeneau

Verwendung Tiff., Normalwerte

Wenn bei schwerer Obstruktion, wie beispielsweise bei einer COPD (chronic obstructive pulmonary disease), aufgrund der vermehrten Atemarbeit auch die VC eingeschränkt ist, wird die relative SK falsch normal berechnet. In solchen Fällen muss die absolute SK zur Beurteilung herangezogen werden. Der Nachteil der SK-Messung ist die Abhängigkeit von der Patientenmitarbeit.

COPD

Bei der obstruktiven Lungenfunktionsstörung ist der Atemwegswiderstand erhöht. Verursacht werden kann dies durch Sekret oder Fremdkörper in den Atemwegen (zum Beispiel bei chronischer Bronchitis), durch einengenden Druck von außen (zum Beispiel Tumor oder Ödeme) oder durch Emphyseme (Lungenüberblähung).

*Obstruktive Lungenfunktions-
störungen,*

Ursachen

Die Obstruktive Lungenfunktionsstörung zeigt sich im Tiffeneau-Test durch forcierte Exspiration, wobei das Forcierte Exspiratorische Sekundenvolumen (FEV1) erniedrigt ist, die Forcierte Vitalkapazität (FVC) aber gleich bleibt. Ebenso kann ein erhöhtes Residualvolumen sowie eine verminderte Vitalkapazität bei länger andauernder Obstruktion diagnostiziert werden.

*Zeichen, Nachweis von Ob-
struktion*

Krankheitsbilder die eine Obstruktive Ventilationsstörung verursachen sind Asthma, chronische Bronchitis sowie COPD und Fremdkörperaspiration.[2]

Krankheitsbilder

---

2 Quelle (http://de.wikipedia.org/wiki/Lungenfunktion;http://de.wikipedia.org/wiki/Inspiratorisches_Reservevolumen)

12.2.4 BESPRECHUNG DES TEXTES

Um die Absätze etwas deutlicher hervorzuheben, haben wir teilweise zusätzliche Umbrüche einge-
fügt. Wie Du sehen kannst, ist der Text nun in viele, kleine thematische Blöcke unterteilt. Wenn nun
also eine Frage, beispielsweise zur COPD gestellt wird, weißt Du sofort, dass die Antwort in den letzten beiden Abschnitten zu suchen ist. Bei einer Frage zum inspiratorischen oder exspiratorischen
Reservevolumen wird die Antwort im zweiten Absatz zu finden sein.

Zudem haben wir nur die wichtigsten Informationen angestrichen und somit alle Fremd-, Fachwör-
ter, Wertangaben und inhaltlichen Zusammenhänge auf einen Blick sichtbar gemacht. Bei Dir ist es
aufgrund der verschiedenen Farben sicher noch übersichtlicher.

Des Weiteren haben wir bei den kurzen thematischen Blockbezeichnungen versucht Abkürzungen
zu verwenden. Das solltest Du auch von Anfang an beherzigen, da Du ansonsten unnötig Zeit ver-
lierst und der Rand unübersichtlich wird. Im Folgenden werden die ersten drei Fragen zum Text
besprochen. Am Rand siehst Du, wo die gesuchte Information im Text thematisch einzuordnen ist
und weshalb sie richtig oder falsch ist.

Du solltest von Anfang an versuchen, Dir zuerst zu überlegen, wo im Text die gesuchte Information
thematisch einzuordnen ist, bevor Du mit der Suche beginnst. Dies spart Zeit und ist erfahrungsgemäß die effizienteste Art die Fragen zu beantworten.

1)   Welche der Aussagen ist dem Text zufolge richtig?

(A)   Die Vitalkapazität ist eine konstante Größe. ⟶ | VC in Abschnitt 3, abhängig, also falsch |

(B)   Das inspiratorische Reservevolumen beträgt in etwa 3 Liter. ⟶ | Insp.R in Abschnitt 2, 1,5l, also falsch |

(C)   Die Vitalkapazität umfasst das gesamte Volumen der Lunge. ⟶ | VC Abschnitt 4, Totalkapazität, also falsch |

(D)   Bei einem Atemzeitvolumen von 7,5 Litern/min und ⟶ | Atemzeitvol. Abschnitt 6, 15*0,5 = 7,5, also richtig |
       normaler Ruheatmung kann von einer Atemfrequenz von
       15 ausgegangen werden.

(E)   Das funktionelle Residualvolumen entspricht ⟶ | Muss nicht mehr überprüft werden |
       der Vitalkapazität.

2)   Welche der Aussage lässt sich nicht aus dem Text ableiten? ⟶ | Negative Fragestellung, also markieren |

(A)   Das Atemzeitvolumen kann sich aus der Ruhe ⟶ | Atemzeitvol., Abschnitt 6, 7,5 * 20 = 150, also richtig |
       heraus um etwa das 20-fache steigern.

⟶ | VC, Abschnitt 3, richtig |

(B)   AZV + insp. R. + exsp. R. entsprechen der VC.

(C)   Die Differenz zwischen der VC und dem fRV ⟶ | In VC ist RV nicht enthalten, in fRV schon, also keine Differenz bildbar, also falsch |
       entspricht dem AZV + insp. R..

(D)   Die absolute SK wird in Volumen/Sekunde angegeben. ⟶ | Da C eindeutig falsch, kein weiteres prüfen von D und E nötig |

(E)   Bronchitis verursacht eine erniedrigte FEV1.

3)   Welche Aussage(n) lassen sich aus dem Text ableiten? ⟶ | Aussagen I., II. und III. alle gleich häufig, deshalb ist es egal mit welcher Aussage man anfängt |

I.   Die FEV1 beträgt in der Regel die Hälfte der VC. ⟶ | FEV1, Abschnitt 8 & 9, 75%, also falsch |

II.   In Ruhe wird in etwa das halbe Lungenvolumen ventiliert. ⟶ | AZV, Abschnitt 1, 0,5l, also falsch |

III.   Die Differenz zwischen der fRV und der RV ist das exsp. R.. ⟶ | fRV, Abschnitt 5, fRV = exsp. R + RV, also richtig |

(A)   Keine der Aussagen lässt sich ableiten.
(B)   Nur Aussage I lässt sich ableiten.
(C)   Nur Aussage III lässt sich ableiten. ⟵ | Also ist Antwort C richtig |
(D)   Nur die Aussagen I und II lassen sich ableiten.
(E)   Nur die Aussagen II und III lassen sich ableiten.

Bei den restlichen drei Fragen sollst Du dieses strukturierte Vorgehen selbst ausprobieren. Die Antworten zu diesen Fragen und zu den zwölf Fragen der beiden Übungstexte im Anschluss sind am Ende des Buches im Kapitel Lösungen aufgeführt.

4) Welche Aussage ist dem Text zufolge richtig?
   (A) Der Tiffeneau-Test ist unabhängig von der VC.
   (B) Wenn die SK erniedrigt ist, ist der Atemwegswiderstand erhöht.
   (C) Vorteil der SK ist, dass sie auch am bewusstlosen Patienten durchführbar ist.
   (D) Die absolute SK ist bei COPD Patienten mit erniedrigter VC keine Alternative zur Diagnose obstruktiver Lungenerkrankungen.
   (E) Die Lungenvolumina sind unabhängig von der Körperposition.

5) Welche der Aussagen lässt sich nicht aus dem Text ableiten?
   (A) Die maximale SK entspricht AZV + insp. R. + RV.
   (B) Der Atemgrenzwert beschreibt das maximale Atemzeitvolumen.
   (C) Bei einer obstruktiven Lungenerkrankung erniedrigt sich die FEV1.
   (D) Das AZV beträgt im Schnitt um die 0,5 Liter.
   (E) Die Totalkapazität entspricht VC + RV.

6) Welche Aussage(n) lassen sich aus dem Text ableiten?
   I.   Die forcierte Vitalkapazität verändert sich beim Tiffeneau-Test bei einer obstruktiven Lungenerkrankung in der Regel nicht.
   II. Asthma kann zu einer erniedrigten SK führen.
   III. Das RV entspricht ungefähr einem Drittel der Totalkapazität.

   (A) Keine der Aussagen lässt sich ableiten.
   (B) Nur Aussage I lässt sich ableiten.
   (C) Nur Aussage II lässt sich ableiten.
   (D) Nur die Aussagen I und II lassen sich ableiten.
   (E) Alle Aussagen lassen sich ableiten.

12.3 TRAININGSPENSUM UND -ANLEITUNG

Im Anschluss sind noch zwei weitere Texte inklusive der sechs Fragen zum Einstudieren der oben beschriebenen Strategie. Es ist zu empfehlen, Dir zusätzliches Übungsmaterial zu besorgen, um Routine im Umgang mit diesen komplexen Texten zu bekommen. Hierzu empfehlen wir unser Übungsbuch Textverständnis, in dem wir zahlreiche aktuelle Textaufgaben zu TMS und EMS relevanten Themen erstellt haben. Nähere Informationen zu diesem Buch findest Du im Kapitel Buchempfehlungen.

Unabhängig davon kannst Du Dir ein Fachmagazin, wie beispielsweise „Spektrum der Wissenschaft", kaufen und die Fachartikel in diesem Magazin nach den oben genannten Stichpunkten strukturieren. Die Texte müssen jedoch sehr komplex sein, um einen Übungseffekt zu haben.

Zur weiteren Vorbereitung ist es zu empfehlen, vier Mal pro Woche je einen Text inklusive Fragen unter Zeitdruck (15 Minuten) zu bearbeiten und im Anschluss weitere 10 Minuten zur Nachbearbeitung (Korrektur falsch gelöster Aufgaben; Näheres Verständnis) einzuplanen. Es ist besonders wichtig die Aufgaben stets unter Zeitdruck zu bearbeiten, da ein Großteil des Schweregrades bei diesem Untertest durch die zeitlichen Limitierung entsteht.

Bitte beachte auch, dass es bei diesem Untertest sehr empfehlenswert ist möglichst früh mit dem Training zu beginnen (2-3 Monate vor dem TMS bzw. EMS Test), da die Leistungssteigerung in diesem Untertest etwas mehr Zeit braucht. Dafür ist diese Steigerung aber besonders nachhaltig und wird Dir auch im Studium sehr hilfreich sein.

Merkbox

- ✓ Beim ersten Lesen geht es darum, den Text zu strukturieren und komplexe Sachverhalte in kleinen Skizzen festzuhalten.
- ✓ Reduktion auf das Wesentliche: Nur Fremdwörter, Fachbegriffe, Zahlen, Zahlenbereiche und inhaltliche Zusammenhänge unterstreichen.
- ✓ Das Anfertigen von Skizzen von Beginn an üben, um möglichst schnell und effizient zu werden.
- ✓ Das Lesen der ersten Frage(n) vor dem Lesen des Textes kann die Bearbeitung der Frage(n) erleichtern.
- ✓ Immer mit Textmarkern arbeiten.
- ✓ Immer unter Zeitdruck (15 Minuten) trainieren und die Texte nachbearbeiten.

12.4 ÜBUNGSAUFGABEN

Als Mitose (auch Karyokinese) bezeichnet man den Vorgang der Zellkernteilung bei Zellen eines eukaryotischen Lebewesens, der durch sogenannte Mitogene ausgelöst wird. Im Anschluss an die Kernteilung erfolgt meistens die Teilung des Zellleibs (Zytokinese), sodass aus einer Zelle zwei identische Tochterzellen entstehen. Mitose und Zytokinese werden auch als M-Phase zusammengefasst. Mit den jeweils zwischen zwei M-Phasen liegenden Interphasen bilden sie den Zellzyklus. Während der Interphase werden die Chromosomen (Träger der Erbinformation) und die darin enthaltene DNA verdoppelt (DNA-Replikation), sodass bei der Mitose identische Chromosomen auf die Tochterkerne verteilt werden können. Die Mitose ermöglicht also, dass beide Tochterzellkerne die gleiche Anzahl an Chromosomen und damit die gleiche Erbinformation erhalten. Ein Chromosom, das nach einer Mitose zunächst aus einem Chromatid besteht, hat nach der Verdopplung in der Interphase zwei Chromatiden, die am Centromer zusammenhängen. Bei ein- bis wenigzelligen Eukaryoten (Protisten) ist die Mitose zusammen mit der Zytokinese Grundlage der Vermehrung. Bei vielen Protisten verläuft die Mitose wie bei den mehrzelligen Eukaryoten als offene Mitose, das heißt die Kernhülle wird vorübergehend aufgelöst. Eine Ausnahme bilden die Dinoflagellaten, bei denen eine geschlossene Mitose, ohne Auflösung der Kernmembran stattfindet. Bei mehrzelligen Eukaryoten ist die Mitose die Voraussetzung für die Bildung eines neuen Zellkerns und somit üblicherweise auch für die Bildung neuer Zellen. In mehrzelligen Organismen, wie dem Menschen, findet die Zellteilung nicht mehr bei allen Zellen statt. Hier verbleibt die Zelle in der sogenannten G0-Phase, so dass die DNA gar nicht erst repliziert wird. Erythrozyten beispielsweise können sich nicht mehr teilen, da ihr Zellkern fehlt und damit keine Mitose eingeleitet werden kann. Epidermalzellen hingegen vermehren sich wesentlich häufiger als der Durchschnitt. Eine Mitose dauert bei menschlichen Zellen in der Regel etwa eine Stunde (im Vergleich dauert die Interphase von sich fortlaufend teilenden Zellen insgesamt durchschnittlich 24 Stunden). Im Vergleich hierzu ist die Mitose bei Fliegen teilweise nur 8 Minuten lang.

Die Interphase wird chronologisch in die G_1-/ G_0-, S- und G_2-Phase aufgeteilt. In der G_1-Phase, beginnt die Zelle wieder zu wachsen, Zellbestandteile werden ergänzt. Die nachfolgende S-Phase wird durch Produktion von mRNA für Histone und Replikationsenzyme (DNA-Polymerasen, Ligasen) vorbereitet. Der Vorrat an Desoxyribonukleosid-Triphosphaten steigt. In der G_1-Phase liegen die Chromosomen mit einem Chromatid vor. Die G_0-Phase, oder Ruhephase, ist der Zustand ausgereifter, ausdifferenzierter, nicht mehr teilungsfähiger Zellen, die daher in der G_1-Phase verbleiben, die dann als G_0-Phase bezeichnet wird. Zu diesen Zellen zählen beispielsweise Nervenzellen, Muskelzellen. Einige Zelltypen verbleiben nach ihrer Ausdifferenzierung für Wochen oder Monate in der G_0-Phase, können aber dann wieder in die G_1-Phase zurückkehren und sich teilen. Beispiele hierfür sind Leberzellen oder Lymphozyten. In der S-Phase oder Synthesephase findet die Replikation der DNA statt. Danach hat jedes Chromosom zwei Chromatiden. Diese Phase dauert ca. 7 Stunden. In der G_2-Phase, oder prämitotische Phase bereitet sich die Zelle auf die Mitose vor. In Geweben lösen sich die Zellkontakte zu den Nachbarzellen, die Zelle rundet sich ab und vergrößert sich durch Flüssigkeitsaufnahme. Es werden verstärkt zellteilungsspezifische Proteine synthetisiert, um die nachfolgende Mitose vorzubereiten. Die mittlere Dauer beträgt 3 bis 4 Stunden.

Eine Sonderform der Kernteilung vollziehen die Keimzellen: Sie entstehen durch eine in zwei Teilungsschritten ablaufende Teilung, die man Meiose bzw. Reifeteilung oder Reduktionsteilung nennt und bei der aus einer diploiden Ausgangszelle vier haploide Zellen entstehen. Darunter versteht man eine besondere Form der Zellkern-Teilung, bei der im Unterschied zur gewöhnlichen Kernteilung, der Mitose, die Zahl der Chromosomen halbiert wird. Damit einher geht gewöhnlich eine Rekombination, also eine neue Zusammenstellung der elterlichen Chromosomen. Die Meiose vollzieht sich immer in zwei Teilungsschritten. In der Regel erfolgt nach beiden Teilungsschritten je eine Zellteilung, was zur Bildung von vier Einzelzellen führt, die als Keimzellen oder Gameten bezeichnet werden. Die Halbierung des Ploidiegrads (d. h. der Anzahl der Chromosomensätze) ist eine Voraussetzung für die geschlechtliche Fortpflanzung, da sich sonst die Chromosomenzahl mit jeder Generation verdoppeln würde.[3]

7) Welche Aussage bezüglich der Mitose lässt sich aus dem Text <u>nicht</u> ableiten?
   (A) Die Dauer der Mitose variiert zwischen den Lebewesen.
   (B) Bei der Mitose wird stets die Kernmembran aufgelöst.
   (C) Die Mitose findet nicht in allen Zellen statt.
   (D) Sie wird durch Mitogene ausgelöst.
   (E) Zusammen mit der Zytokinese bildet sie die M-Phase.

---

3 Quelle (http://de.wikipedia.org/wiki/Mitose; http://de.wikipedia.org/wiki/Zellzyklus)

8) Welche Aussage(n) sind dem Text zufolge richtig?
   I. Zu Beginn der Interphase bestehen die Chromosomen aus zwei Chromatiden.
   II. Lymphozyten verbleiben nach ihrer Ausdifferenzierung dauerhaft in der G_0-Phase.
   III. Alle menschlichen Zellen besitzen einen Zellkern.

   (A) Keine der Aussagen lässt sich ableiten.
   (B) Nur Aussage I lässt sich ableiten.
   (C) Nur Aussage II lässt sich ableiten.
   (D) Nur Aussage III lässt sich ableiten.
   (E) Nur Aussage I und III lassen sich ableiten.

9) Welche Aussage zur Interphase lässt sich aus dem Text ableiten?
   (A) In der S-Phase lösen sich die Zellkontakte zu den Nachbarzellen.
   (B) Erythrozyten sind nicht Teilungsfähig weil ihr Zellkern in der G_0-Phase ist.
   (C) In der G_2-Phase wird mRNA für Histone und Replikationsenzyme gebildet.
   (D) Nach der S-Phase hat jedes Chromosom zwei Chromatiden.
   (E) Die S-Phase ist der kürzeste Abschnitt der Interphase.

10) Welche Aussage bezüglich der Meiose lässt sich aus dem Text <u>nicht</u> ableiten?
    (A) Gameten vollziehen eine Meiose.
    (B) Hierbei wird der Chromosomensatz halbiert und die Zellzahl verdoppelt.
    (C) Sie ist meist kombiniert mit der Rekombination der Chromosomen.
    (D) Sie läuft immer in zwei Stufen ab.
    (E) Die Halbierung des Ploidiegrads ist essentiell für die geschlechtliche Fortpflanzung.

11) Welche Aussage(n) sind dem Text zufolge richtig?
    I. Unter offener Mitose versteht man z. B. die Mitose bei Dinoflagellaten.
    II. Zellen, die einmal in die G_0-Phase eingetreten sind, bleiben dauerhaft teilungsunfähig.
    III. Die Chromosomen einer Muskelzelle bestehen aus 2 Chromatiden.

    (A) Keine der Aussagen lässt sich ableiten.
    (B) Nur Aussage I lässt sich ableiten.
    (C) Nur Aussage II lässt sich ableiten.
    (C) Nur Aussage III lässt sich ableiten.
    (E) Nur Aussage I und III lassen sich ableiten.

12) Welche Aussage lässt sich aus dem Text ableiten?
    (A) Keimzellen haben nach der Meiose einen diploiden Chromosomensatz.
    (B) Protisten vollziehen eine geschlossene Mitose.
    (C) Bei der Zytokinese werden die Chromosomen verdoppelt.
    (D) Die Karyokinese ist Teil der M-Phase.
    (E) Erythrozyten teilen sich durchschnittlich häufiger als Epidermalzellen.

Katecholamine oder Brenzcatechinamine sind eine Klasse von körpereigenen und künstlichen Stoffen, die an den sympathischen Adrenozeptoren des Herz-Kreislaufsystems und des vegetativen Nervensystems eine zumeist anregende Wirkung haben. Katecholamine fungieren somit als Hormone, die pharmazeutisch zu den Sympathomimetika gezählt werden. Im Speziellen fasst man unter dem Begriff Katecholamin die körpereignen Hormone und Neurotransmitter Adrenalin, Noradrenalin und Dopamin, sowie die Arzneistoffe Isoprenalin, Dobutamin und Dopexamin zusammen. Die Ansatzpunkte der Katecholamine im Körper sind die α- und β-Adrenozeptoren, zu denen Adrenalin und Noradrenalin eine unterschiedliche Affinität (Bindungsstärke) besitzen und die im Körper ungleich verteilt sind.

$α_1$-Adrenozeptoren kommen in hoher Dichte im Zentralnervensystem, im sympathisch innervierten Gewebe und insbesondere im kardiovaskulären System und im Urogenitaltrakt vor. Die Stimulierung glattmuskulärer $α_1$-Adrenozeptoren in Blutgefäßen führt über die Aktivierung der Phospholipase C zu einer Freisetzung von Inositoltriphosphat (IP_3) welches wiederum intrazellulär am endoplasmatischen Retikulum die Freisetzung von Calcium-Ionen in die Zelle bewirkt, wodurch es zu einer Vasokonstriktion kommt, die wiederum zu einer Steigerung des Blutdrucks führt. Eine Kontraktion der Organe des Urogenitaltraktes, wie beispielsweise der Prostata und des inneren Schließmuskels, wird ebenfalls durch $α_1$-Adrenozeptoren vermittelt und kann somit zum Harnverhalt führen.

β-Adrenozeptoren kommen in hoher Dichte im Herzen, in der glatten Muskulatur und im Fettgewebe vor. Eine Aktivierung von β-Adrenozeptoren durch Katecholamine führt über eine Kopplung der gebundenen G-Proteine zu einer Aktivierung nachgeschalteter Signaltransduktionswege. Alle β-Adrenozeptoren sind in der Lage über G_s die Adenylylcyclase zu aktivieren, welche die Konzentration an cAMP im Zytosol der Zelle erhöht und über diese Konzentrationserhöhung die Proteinkinase A aktiviert. Eine Signaltransduktion über $G_{i/o}$-Proteine konnte für $β_2$- und $β_3$-Adrenozeptoren nachgewiesen werden, wobei hierbei Kaliumkanäle geöffnet werden, welche einer Erregung der Zellen entgegenwirken. Im menschlichen Organismus ist der $β_1$-Adrenozeptor insbesondere im Herz zu finden. Dort ist er mit einem Anteil von 70 bis 80 % der dominierende β-Adrenozeptor und wirkt unter anderem positiv auf die Inotropie (Schlagkraft), Lusitropie (Muskelentspannung) und Chronotropie (Schlagfrequenz) des Herzens, wodurch das Herzzeitvolumen, das dem Produkt aus Herzfrequenz und Herzschlagvolumen entspricht, ansteigt. Zudem findet er sich auch auf Zellen in der Niere, den juxtaglomerulären Zellen, wieder wo seine Aktivierung die Freisetzung von Renin bewirkt.

In den glatten Muskelzellen der Bronchiolen und der Arteriolen vermitteln $β_2$-Rezeptoren die Aktivierung der Proteinkinase A, die dort die MLCK durch Phosphorylierung inhibiert und so eine Erschlaffung der Muskulatur zur Folge hat, wodurch sich die Luftwege und arteriellen Gefäße wieder weiten. Diese vielfältigen Wirkungsmechanismen der Adrenozeptoren werden pharmazeutisch beispielsweise bei der Therapie der arteriellen Hypertension oder der Koronaren Herzkrankheit genutzt, bei der sogenannte Beta-Blocker eingesetzt werden, die die Wirkung der Katecholamine am Herzen deutlich vermindern. Die Biosynthese der körpereigenen Katecholamine, findet im Nebennierenmark und im Nervensystem statt. Sie geht von der Aminosäure Tyrosin aus, die zunächst mittels des Enzyms Tyrosinhydroxylase zu L-Dopa umgewandelt wird. Im nächsten Schritt entsteht aus L-Dopa mithilfe der aromatische-L-Aminosäure-Decarboxylase Dopamin. Dopamin kann in einem weiteren Schritt zu Noradrenalin hydroxyliert werden, wozu die Dopaminhydroxylase gebraucht wird. Den optionalen letzten Schritt, die Methylierung von Noradrenalin zu Adrenalin, katalysiert die Noradrenalin-N-Methyltransferase. [4]

13) Welche Aussage lässt sich <u>nicht</u> aus dem Text ableiten?
   (A) Katecholamine werden aus Tyrosin gebildet.
   (B) Im Nervensystem sind vor allem α_1-Adrenozeptoren vorhanden.
   (C) Die Aktivierung der Adenylylcyklase führt zur Erschlaffung der Muskulatur.
   (D) Die Bindungsstärke der Katecholamine zu den Adrenozeptoren kann variieren.
   (E) Dobutamin hat eine den Puls senkende Wirkung.

14) Bei einem Asthmaanfall kommt es zu einer spastischen Kontraktion der Bronchien m t konsekutivem Verschluss der Atemwege. Welcher Therapieansatz kann dem Text zufolge zu einer Besserung der Symptomatik führen?
   (A) Aktivierung der β_1-Adrenozeptoren.
   (B) Hemmung der β_1-Adrenozeptoren.
   (C) Aktivierung der β_2-Adrenozeptoren.
   (D) Hemmung der β_2-Adrenozeptoren.
   (E) Aktivierung der α_1-Adrenozeptoren.

---

4   Quelle (http://de.wikipedia.org/wiki/Katecholamine; http://de.wikipedia.org/wiki/Alpha-1-Adrenozeptor; http://de.wikipedia.org/wiki/Beta-Adrenozeptor)

15) Welche Aussage(n) lassen sich aus dem Text ableiten?
I. Sympathomimetika können zu höheren cAMP-Spiegel in der Zelle führen.
II. Bei der Biosynthese der Katecholamine wird im letzten Schritt Noradrenalin stets zu Adrenalin umgewandelt.
III. Alle β-Adrenozeptoren haben dieselben Signaltransduktionswege.

(A) Keine Aussage lässt sich ableiten.
(B) Nur Aussage I lässt sich ableiten.
(C) Nur die Aussagen I und II lassen sich ableiten.
(D) Nur die Aussagen I und III lassen sich ableiten.
(E) Alle Aussagen lassen sich ableiten.

16) Patienten mit einer Benignen Prostatahyperplasie leiden darunter, dass das Wasserlassen aufgrund der vergrößerten Prostata mechanisch erschwert wird, da der Druck auf die Harnröhre diese von außen komprimiert und verschließt. Welcher Wirkstoff könnte dem Text zufolge diesen Harnverhalt am ehesten günstig beeinflussen?
(A) Bisoprolol (hemmende Wirkung am β_1-Adrenozeptor)
(B) Salbutamol (aktivierende Wirkung am β_2-Adrenozeptor)
(C) Adrenalin (aktivierende Wirkung an allen Adrenozeptoren)
(D) Phenylephrin (aktivierende Wirkung am α_1-Adrenozeptor)
(E) Tamsulosin (hemmende Wirkung am α_1-Adrenozeptor)

17) Bei der Therapie der Koronaren Herzkrankheit ist welches Präparat dem Text zufolge sicher am besten geeignet?
(A) Bisoprolol (hemmende Wirkung am β_1-Adrenozeptor)
(B) Salbutamol (aktivierende Wirkung am β_2-Adrenozeptor)
(C) Adrenalin (aktivierende Wirkung an allen Adrenozeptoren)
(D) Phenylephrin (aktivierende Wirkung am α_1-Adrenozeptor)
(E) Tamsulosin (hemmende Wirkung am α_1-Adrenozeptor)

18) Welche Aussage(n) lassen sich aus dem Text ableiten?
I. β_1-Adrenozeptor können über Kaliumkanäle Einfluss auf die Erregbarkeit von Zellen nehmen.
II. Dobutamin aktiviert als körpereigenes Katecholamin Adrenozeptoren.
III. Das Herzzeitvolumen wird durch Sympathomimetika gesteigert.

(A) Keine Aussage lässt sich ableiten.
(B) Nur Aussage III lässt sich ableiten.
(C) Nur die Aussagen II und III lassen sich ableiten.
(D) Nur die Aussagen I und III lassen sich ableiten.
(E) Alle Aussagen lassen sich ableiten.

UNTERTEST
MEDIZINISCH-NATURWISSEN-SCHAFTLICHES
GRUNDVERSTÄNDNIS

13 UNTERTEST MEDIZINISCH– NATURWISSENSCHAFTLICHES GRUNDVERSTÄNDNIS

13.1 ALLGEMEINES UND AUFBAU

Beim medizinisch-naturwissenschaftlichen Grundverständnis müssen im EMS 20 Aufgaben in 50 Minuten und im TMS 24 Aufgaben in 60 Minuten bearbeitet werden. In diesen Aufgaben werden kurze aber komplexe Sachverhalte geschildert, die einen medizinischen oder naturwissenschaftlichen Hintergrund haben. Zu jedem Text werden dann Aussagen getätigt, die es auf ihre Richtigkeit zu überprüfen gilt. Die Aufgabenstellung ähnelt also der des Untertests Textverständnis, jedoch sind die Texte hier bedeutend kürzer und es wird zu jedem Text stets nur eine Frage gestellt. Zudem werden auch bei diesem Untertest keine Vorkenntnisse vorausgesetzt. Jedoch ist speziell in diesem Untertest Vorwissen vor allem aus dem Bereich der Physiologie von Vorteil, da sich die Aufgaben mit den entsprechenden Kenntnissen bedeutend leichter und schneller lösen lassen.

Grundsätzlich soll in diesem Untertest Deine Fähigkeit geprüft werden, komplexe Informationen aus einem Text aufzunehmen und daraus korrekte Schlussfolgerungen abzuleiten.

Es werden **Themen aus drei medizinischen Gebieten** abgeprüft:
1. Vorgänge im menschlichen Organismus; z.B. Regulierung des Säure-Basenhaushalts, des Blutdrucks oder der Herzfrequenz
2. Anatomische Verläufe und Versorgungsgebiete von Nerven oder Blutgefäßen
3. Bilanzierung von aufgenommenen und abgegebenen Stoffen im Rahmen bestimmter Stoffwechselprozesse
(Vgl. Test Info´07. Version A. Eignungstest für das Medizinstudium (EMS)., 2007)

13.2 BEARBEITUNGSTIPPS

Da man sich bei diesem Untertest, ähnlich wie beim Textverständnis mit einem strukturierten Vorgehen viel Zeit und noch mehr Fehler ersparen kann, solltest Du das folgende, schrittweise Bearbeitungsschema von Anfang an beherzigen. Im Übrigen, wer den Untertest Textverständnis und die dort beschriebenen Strategien (Unterstreichungen, Notizen, Skizzen) anhand von unserem **Übungsbuch Textverständnis** (siehe Bücherempfehlungen) einstudiert hat schon einen großen Teil der Vorbereitung auf diesen Untertest miterledigt, da das Verstehen und Analysieren komplexer Sachverhalte beim Textverständnis optimal trainiert wird.

Im Folgenden erklären wir Dir die wichtigsten Lösungsschritte bei der Bearbeitung der Aufgaben des Untertests medizinisch-naturwissenschaftliches Grundverständnis:

1. **Aktives Lesen**

    Du solltest beim ersten Lesen darauf achten alle Fakten (Zahlen, Daten und Eigennamen), Fremdwörter und Fachausdrücke zu unterstreichen, um die wichtigsten Inhalte hervorzuheben. Von besonderer Bedeutung sind bei diesem Untertest vor allem Aussagen oder Verben, die einen Zusammenhang zwischen zwei Größen herstellen. Solche Verben sind z.B. „verringern", „verstärken", „hemmen", „stimulieren", „setzen sich zusammen aus", „entsteht in", „wirken auf" und viele mehr. Wie beim Textverständnis, so gilt auch hier wieder **Reduktion auf das Wesentliche**.

2. **Skizze anfertigen!**

    Bei komplexen inhaltlichen Zusammenhängen, die bei den anspruchsvollen Aufgaben formuliert werden, ist es sehr hilfreich, die Beziehungen graphisch darzustellen. Komplexe Aufgaben zur Anatomie, Stoffwechselabläufen oder Regelkreisen lassen sich dadurch schnell vereinfachen. Es empfiehlt sich jedoch nicht, für jede Aufgabe gewohnheitsgemäß eine Skizze zu zeichnen. Das würde zu viel Zeit in Anspruch nehmen. Daher solltest Du Dich auf die Aufgaben beschränken, bei denen Du das Gefühl hast Dir den Zusammenhang verdeutlichen zu müssen. Wie Du eine präzise Skizze anfertigst, wird im Kapitel Textverständnis erklärt.

3. **Kombinationsantworten zum eigenen Vorteil nutzen**

    Bei Kombinationsantworten ist es hilfreich, Dir zuerst die Aussage vorzunehmen, die am häufigsten in den fünf Antwortmöglichkeiten vorkommt. Soll Aussage I in Antwort (A), (B) und (E) überprüft werden, so lohnt es sich mit dieser Aussage zu beginnen. Wenn sie falsch ist, kann nur noch Antwort (C) oder (D) die gesuchte sein. Es reicht dann also, noch die Aussage (C) zu überprüfen und im Ausschlussverfahren dann (D) anzukreuzen. Vgl. TMS I Nr. 32, Nr. 37, Nr. 43, Nr. 45, Nr. 48.

13.3   BEISPIELAUFGABEN

Im Folgenden haben wir vier Beispielaufgaben für Dich erstellt anhand derer Du das strukturierte, schrittweise Bearbeiten der Aufgaben einstudieren kannst. Wir empfehlen Dir Die Aufgaben zunächst eigenständig zu bearbeiten, bevor Du die Musterlösungen in diesem Kapitel zu Rate ziehst. Dadurch wird der Lerneffekt deutlich verstärkt und Du erkennst, welche Details und Zusammenhänge Dir möglicherweise entgangen sind. Versuche auch zu jeder Aufgabe eine eigene Skizze anzufertigen und vergleiche diese im Anschluss mit unseren Musterskizzen. Das Zeichnen von Skizzen ist eine essenzielle Fähigkeit für diesen Untertest und das Textverständnis und kann nicht oft genug trainiert werden.

1) Venen transportieren Blut aus der herzfernen Umgebung zum Herzen und von der Oberfläche in die Tiefe. Die Vena femoralis („Oberschenkelvene") ist ein kräftiges, venöses Blutgefäß, das den Verlauf der Vena poplitea fortsetzt, die längs der Kniekehle verläuft. Sie zählen zu den tiefen Beinvenen. In ihrem körpernahen Abschnitt tritt die Vena femoralis gemeinsam mit der oberflächlich liegenden Arteria femoralis und dem Nervus genitofemoralis unter dem Leistenband hindurch. Kurz zuvor nimmt sie die Vena profunda femoris aus der Tiefe des Oberschenkels und die oberhalb der Muskelfaszie verlaufende Vena saphena magna auf, die zu den oberflächlichen Beinvenen gehört. Eine Thrombose ist ein Blutgerinsel in einem Gefäß, welches den Blutfluss zurückstaut und hauptsächlich in den tiefen Beinvenen auftritt.

Welche der folgenden Aussagen trifft demnach zu?
(A) Bei einer Thrombose der Oberschenkelvene in Höhe des Leistenbandes kommt es zum Rückstau des Blutes in die oberflächlichen und tiefen Beinvenen.
(B) Wegen der relativ tiefen Lage ist die Arteria femoralis unter dem Leistenband schlecht zu ertasten.
(C) Eine tiefe Beinvenenthrombose findet sich vornehmlich in der Vena saphena magna.
(D) Die Vena profunda femoris mündet in die Vena poplitea.
(E) Die Flussrichtung der Vena saphena magna verläuft von der tief verlaufenden Vena femoralis in Richtung Oberfläche.

Bearbeitungsstrategie Schritt für Schritt

1. Schritt: Aktives Lesen

Folgende Begriffe hättest Du unterstreichen können, um Dir den Text zu strukturieren.

Venen transportieren Blut aus der herzfernen Umgebung zum Herzen und von der Oberfläche in die Tiefe. Die Vena femoralis („Oberschenkelvene") ist ein kräftiges venöses Blutgefäß, das den Verlauf der Vena poplitea fortsetzt, die längs der Kniekehle verläuft. Sie zählen zu den tiefen Beinvenen. In ihrem körpernahen Abschnitt tritt die Vena femoralis gemeinsam mit der oberflächlich liegenden Arteria femoralis und dem Nervus genitofemoralis unter dem Leistenband hindurch. Kurz zuvor nimmt sie die Vena profunda femoris aus der Tiefe des Oberschenkels und die oberhalb der Muskelfaszie verlaufende Vena saphena magna auf, die zu den oberflächlichen Beinvenen gehört. Eine Thrombose ist ein Blutgerinnsel in einem Gefäß, welche den Blutfluss zurückstaut und hauptsächlich in den tiefen Beinvenen auftritt.

2. Schritt: Skizze anfertigen

Nach dieser Analyse des Textes, hättest Du folgende Skizze anfertigen können, um Dir eine bessere Übersicht über die Lage der anatomischen Strukturen zu verschaffen. Bitte beachte, dass wir der Übersichtlichkeit halber keine Abkürzungen in der Skizze verwendet haben. Du solltest dies bei der Erstellung der Skizzen allerdings unbedingt beherzigen, da Du Dir damit viel Zeit sparst und Deine Skizzen deutlich übersichtlicher werden.

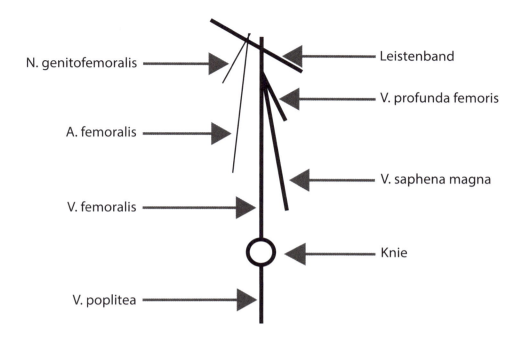

3. Schritt: Kombinationsantworten zum eigenen Vorteil nutzen.

Da hier keine Kombinationsantwortmöglichkeiten gegeben wurden, kannst Du Dich direkt auf die Beantwortung der Aussagen konzentrieren.

Aussage (A): Antwort (A) ist korrekt, da sich erstens bei einer Thrombose das Blut zurückstaut und zweitens die oberflächlichen Venen bereits vor dem Leistenband in die tiefen Venen münden und sich das Blut somit bei einem Gerinnsel in beide Anteile zurückstauen würde. **Aussage (B):** Falsch, die Arteria femoralis liegt tief. **Aussage (C):** Falsch, die Thrombosen treten vor allem im tiefen System auf. **Aussage (D):** Falsch, die V. profunda femoris mündet in die V. femoralis. **Aussage (E):** Falsch die Flussrichtung ist von der Oberfläche in die Tiefe.

2) Der Pupillenlichtreflex stellt die unwillkürliche Anpassung der Pupille des Auges auf veränderte Lichtverhältnisse der Umgebung dar. Durch diese reflektorische Regelung des Lichteinfalls durch die Pupille wird eine rasche Anpassung an plötzliche Wechsel der Helligkeit gewährleistet. Dem Pupillenreflex liegt dabei ein komplexer Reflexbogen zugrunde. Der vermehrte Lichteinfall wird dabei von lichtempfindlichen Rezeptoren der Netzhaut des Auges über den Nervus opticus und den Tractus opticus zur Area pretectalis geleitet. Von dort aus wird die Information an die Edinger-Westphal-Kerne beider Mittelhirnhälften, sowohl links als auch rechts, weitergeleitet. In den Edinger-Westphal-Kernen kommt es nun zu einer Umschaltung auf die parasympathischen Anteile des jeweils gleichseitigen N. oculomotorius, der im weiteren Verlauf über das Ganglion ciliare zum gleichseitigen Musculus sphincter pupillae zieht und diesen kontrahiert, wodurch sich die Pupille verengt.

Welche Aussage(n) zur Prüfung des Pupillenreflexes lassen sich aus dem Text ableiten:
I. Bei Durchtrennung des Nervus opticus des linken Auges, kommt es bei Beleuchtung des rechten Auges zu keiner Verengung der Pupille des linken Auges.
II. Bei Durchtrennung des N. oculomotorius des rechten Auges kommt es bei Beleuchtung des rechten Auges zu einer Verengung der linken Pupille.
II. Die Durchtrennung des Tractus opticus eines Auges führt zur Pupillenstarre des gleichen Auges.

(A) Keine Aussage lässt sich ableiten.
(B) Nur Aussage II lässt sich ableiten.
(C) Nur die Aussagen II und III lassen sich ableiten.
(D) Nur die Aussagen I und II lassen sich ableiten.
(E) Alle Aussagen lassen sich ableiten.

Bearbeitungsstrategie Schritt für Schritt

1. Schritt: Aktives Lesen

Es werden wieder die wichtigen Begriffe im Text markiert und Verben, die einen Zusammenhang herstellen, unterstrichen.

Der Pupillenlichtreflex stellt die unwillkürliche Anpassung der Pupille des Auges auf veränderte Lichtverhältnisse der Umgebung dar. Durch diese reflektorische Regelung des Lichteinfalls durch die Pupille wird eine rasche Anpassung an plötzliche Wechsel der Helligkeit gewährleistet. Dem Pupillenreflex liegt dabei ein komplexer Reflexbogen zugrunde. Der vermehrte Lichteinfall wird dabei von lichtempfindlichen Rezeptoren der Netzhaut des Auges über den Nervus opticus und den Tractus opticus zur Area pretectalis geleitet. Von dort aus wird die Information an die Edinger-Westphal-Kerne beider Mittelhirnhälften, sowohl links als rechts, weitergeleitet. In den Edinger-Westphal-Kernen kommt es nun zu einer Umschaltung auf die parasympathischen Anteile des jeweils gleichseitigen N. oculomotorius, der im weiteren Verlauf über das Ganglion ciliare zum gleichseitigen Musculus sphincter pupillae zieht und diesen kontrahiert, wodurch sich die Pupille verengt.

158

2. Schritt: Skizze anfertigen

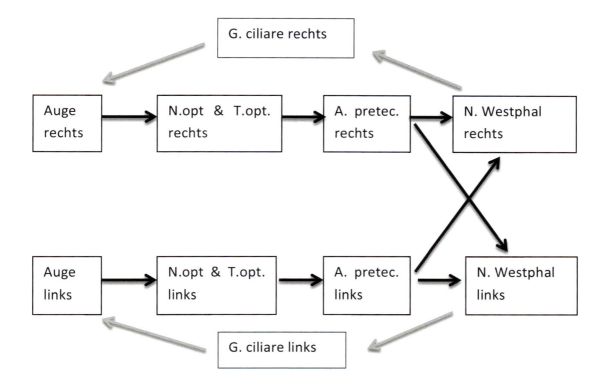

Schwarze Pfeile symbolisieren die Weiterleitung des Lichtreizes, graue Pfeile symbolisieren die Weiterleitung mittels des N. oculomotorius.

3. Schritt: Kombinationsantworten zum eigenen Vorteil nutzen.

Aussage II kommt hier viermal vor, in (B), (C), (D), (E). Es bietet sich also an mit dieser Aussage zu beginnen, in der Hoffnung, dass sie falsch ist. Dann wäre Antwort (A) die gesuchte.

Aussage II: Trotz der Durchtrennung des N. occulomotorius rechts, der die rechte Pupille reflexionsartig kontrahieren lassen würde, besteht noch durch die Umschaltung auf die andere Mittelhirnhälfte die intakte „Leitung" auf die linke Seite. Das linke Auge kann somit noch kontrahieren und die Aussage ist korrekt. Leider hat hier das Ausnutzen der Kombinationsantworten nicht zur erhofften Zeitersparnis geführt und die beiden verbleibenden Aussagen müssen noch überprüft werden.

Aussage I: Falsch, trotz der Durchtrennung des linken N. opticus kommt es bei Beleuchtung des rechten Auges zur Kontraktion der linken Pupille, da die Pupillenkontraktion durch den N. oculomotorius und nicht durch den N. opticus verursacht wird.

Aussage III: Ähnlich wie Aussage I. Falsch, da die Pupillenkontraktion durch die Umschaltung im Mittelhirn von der Gegenseite noch intakt ist. Die korrekte Lösung ist demnach **Antwort (B)**.

3) Die Synthese und Sekretion von Cortisol steht unter hypothalamisch-hypophysärer Kontrolle. ACTH wird im Hypophysenvorderlappen synthetisiert und ausgeschüttet und stimuliert die Sekretion von Cortisol aus der Nebennierenrinde in den Blutkreislauf. CRH, das im Hypothalamus gebildet wird, stimuliert im Hypophysenvorderlappen die ACTH Synthese und Sekretion. CRH wird pulsatil ca. 4 mal/h ausgeschüttet, wobei die Frequenz tageszeitlichen Schwankungen unterworfen ist. CRH zwingt seine rhythmische Ausschüttung auch der Sekretion von ACTH und folglich Cortisol auf. Die Plasmakonzentration von Cortisol ist unter normalen Umständen morgens am höchsten und abends am niedrigsten. Blutunterzucker, Fieber, Kälte, Hitze, Infektionen, Blutdruckabfall, Sauerstoffmangel, Schmerz und Depression stimulieren die Freisetzung von CRH. Cortisol oder synthetisch hergestellte Cortisole, wie Dexamethason, unterdrücken die CRH Sekretion, da es dieselben Feedbackrezeptoren anspricht wie Cortisol.

Welche der folgenden Aussagen trifft demnach zu?

(A) Niedrige Cortisolspiegel im Blut hemmen die Sekretion von ACTH.

(B) Verabreicht man Dexamethason und ein Abfall der Blutwerte von Cortisol bleibt aus, müsste man eine eigenständige Cortisol-Produktion oder ACTH-Produktion in einem Tumor vermuten.

(C) Für den Dexamethasontest zur Unterdrückung der Cortisol Sekretion ist die Einhaltung des gleichen Zeitpunkts für die tägliche Messung des Cortisol-Blutspiegels, als auch für die Verabreichung des Medikaments, vernachlässigbar.

(D) Insulin, das den Blutzucker senkt, führt nach Verabreichung zur Hemmung der ACTH und Cortisolsekretion.

(E) Die Frequenz der CRH Sekretion ist abends höher als morgens.

Bearbeitungsstrategie Schritt für Schritt

1. Schritt: Aktives Lesen

Die Synthese und Sekretion von Cortisol steht unter hypothalamisch-hypophysärer Kontrolle. ACTH wird im Hypophysenvorderlappen synthetisiert und ausgeschüttet und stimuliert die Sekretion von Cortisol aus der Nebennierenrinde in den Blutkreislauf. CRH, das im Hypothalamus gebildet wird, stimuliert im Hypophysenvorderlappen die ACTH Synthese und Sekretion. CRH wird pulsatil ca. 4 mal/h ausgeschüttet, wobei die Frequenz tageszeitlichen Schwankungen unterworfen ist. CRH zwingt seine rhythmische Ausschüttung auch der Sekretion von ACTH und folglich Cortisol auf. Die Plasmakonzentration von Cortisol ist unter normalen Umständen morgens am höchsten und abends am niedrigsten. Blutunterzucker, Fieber, Kälte, Hitze, Infektionen, Blutdruckabfall, Sauerstoffmangel, Schmerz und Depression stimulieren die Freisetzung von CRH. Cortisol oder synthetisch hergestellte Cortisole, wie Dexamethason, unterdrücken die CRH Sekretion, da es dieselben Feedbackrezeptoren anspricht wie Cortisol.

2. Schritt: Skizze zeichnen

Hierbei steht das Viereck für den Hypothalamus, die Ellipse für die Hypophyse und das Dreieck für die Nebenniere.

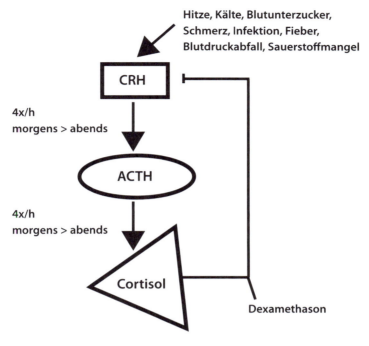

3. Schritt: Aussagen auf ihre Richtigkeit überprüfen, da hier keine Kombinationsantworten gegeben sind.

Aussage (A): Aus der Skizze sowie aus dem Text ist schnell zu erkennen, dass ein niedriger Cortisolspiegel die CRH und damit die ACTH Sekretion steigert. **Aussage (B):** Richtig, da a) Dexamethason zum Abfall der Cortisol Sekretion führt und b) die Schlussfolgerung richtig ist. **Aussage (C):** Falsch, da aufgrund der tageszeitlichen Schwankung des Cortisolspiegels, die Gabe zu einem bestimmten Zeitpunkt und die Messung zu einem festgelegten Zeitpunkt obligat ist. **Aussage (D):** Falsch, Insulin senkt den Blutzucker und führt somit zur gesteigerten Sekretion von CRH, ACTH und Cortisol. **Aussage (E):** Falsch, der Cortisolspiegel ist morgens höher als abends und damit die Frequenz der Ausschüttung ebenso.

4) Hormone induzieren Enzyme und regeln dadurch unter anderem den Glucosestoffwechsel des menschlichen Körpers. Insulin und Glugacon sind dabei die wichtigsten hormonellen Gegenspieler, sie wirken bei allen weiter unten beschriebenen Vorgängen antagonistisch, also genau gegensätzlich. Insulin bewirkt die Aufnahme von Glucose aus dem Blut in die Zellen. Der Abbau von Glucose wird Glykolyse genannt, während der Aufbau von Glykogen, die Speicherform der Glucose, als Glykogenese bezeichnet wird. Beide Vorgänge werden von Insulin verstärkt. Unter einer Neubildung von Glucose aus Nicht-Zuckern versteht man die Gluconeogenese, Insulin unterdrückt diesen Vorgang. Der Abbau von Glykogen zu Glucose wird als Glykogenolyse bezeichnet, dieser Prozess wird vornehmlich bei Hunger durch das Hormon Glucagon induziert.

Welche der folgenden Aussagen trifft demnach zu?

(A) Der Blutzuckerspiegel, also die Blutkonzentration von Glucose, wird durch die Ausschüttung von Insulin gesenkt.
(B) Glucagon fördert den Aufbau von Glykogen.
(C) Glucagon hemmt die Gluconeogenese.
(D) Insulin wirkt hemmend auf die Glykolyse.
(E) Zu wenig Insulin, z.B. bei einem Diabetiker, führt zu einem erhöhten Blutzuckerspiegel durch den verstärkten Abbau von Glucose.

Bearbeitungsstrategie Schritt für Schritt

1. Schritt: Aktives Lesen

Hormone induzieren Enzyme und regeln dadurch unter anderem den Glucosestoffwechsel des menschlichen Körpers. Insulin und Glugacon sind dabei die wichtigsten hormonellen Gegenspieler, sie wirken bei allen weiter unten beschriebenen Vorgängen antagonistisch, also genau gegensätzlich. Insulin bewirkt die Aufnahme von Glucose aus dem Blut in die Zellen. Der Abbau von Glucose wird Glykolyse genannt, während der Aufbau von Glykogen, die Speicherform der Glucose, als Glykogenese bezeichnet wird. Beide Vorgänge werden von Insulin verstärkt. Unter einer Neubildung von Glucose aus Nicht-Zuckern versteht man die Gluconeogenese, Insulin unterdrückt diesen Vorgang. Der Abbau von Glykogen zu Glucose wird als Glykogenolyse bezeichnet, dieser Prozess wird vornehmlich bei Hunger durch das Hormon Glucagon induziert.

2. Schritt: Tabelle anlegen

Mit Hilfe dieser Tabelle können die Antworten (B)-(E) schnell und sicher ausgeschlossen werden. Die richtige Antwort lautet also (A).

	Insulin	Glucagon
Glucose in Zelle	+	-
Glykolyse	+	-
Gluconeogenese	-	+
Glykogen	Bildung	Abbau

13.4 TRAININGSPENSUM UND -ANLEITUNG

Mit durchschnittlich 12 Punkten im EMS 2012 schnitten die TestteilnehmerInnen hier relativ gut ab (Hänsgen & Spicher, 2012, S. 71). Da hier v.a. das schlussfolgernde Denken und Textverständnis abgeprüft wird, ist eine Leistungssteigerung hier erst nach intensiver Vorbereitung zu erwarten. Da vornehmlich Aufgaben aus dem Bereich der Physiologie gestellt werden, die mit Vorwissen durchaus einfacher zu bearbeiten sind, kann hier eine genaueres Einlesen in die Sachverhalte von Vorteil sein. Liest Du beispielsweise einen kurzen Text zur Produktion von Cortisol, wäre das genaue Nachlesen dieser Thematik im Anschluss an die Bearbeitung der Aufgabe vorteilhaft. Da das Spektrum der Aufgaben jedoch weit gefächert ist, kann Dir nur empfohlen werden, die Zusammenhänge nachzulesen, die auch bei den Originalaufgaben gestellt werden. Das Kurzlehrbuch Physiologie (siehe Buchempfehlungen) ist ein sehr gut verständliches Buch, das Zusammenhänge simpel erklärt.

Den größten Nutzen in der Vorbereitung ziehst Du jedoch sicherlich aus dem Training des Untertests Textverständnis. Die hier erworbene Kompetenz inhaltlich komplexe Texte zu analysieren, strukturieren und in kleinen verständlichen Skizzen festzuhalten ist auch in diesem Untertest das Fundament für eine erfolgreiche Bearbeitung. Für die Vorbereitung auf den TMS und EMS empfehlen wir Dir daher 2 Mal pro Woche 60 Minuten Textverständnis zu trainieren und die darin beschriebenen physiologischen Themen mit dem Kurzlehrbuch Physiologie nachzubearbeiten. Zur Abrundung der Vorbereitung empfehlen wir Dir zusätzlich unser **Übungsbuch Medizinisch-naturwissenschaftliches Grundverständnis**. Nähere Informationen hierzu findest Du im **Kapitel Buchempfehlungen**.

Merkbox

✓ Text strukturieren und bei schwierigen Aufgaben Skizzen anfertigen!
✓ Bei diesem Untertest auf Kombinationsantworten achten und zu Deinem Vorteil nutzen.
✓ Vorwissen ausbauen durch Nachlesen der genauen Zusammenhänge.

13.5 ÜBUNGSAUFGABEN

Im Folgenden Abschnitt werden Dir Übungsaufgaben zum weiteren selbstständigen Training der Bearbeitungsstrategie gestellt. Zu den Aufgabe 5), 6) und 7) haben wir für Dich zusätzlich eine Musterskizze am Ende dieses Kapitels erstellt, die Dir zur Orientierung dienen soll.

5) Nach einer Gefäßverletzung bilden weiße Blutkörperchen ein Gerinnsel, das leicht weggeschwemmt werden kann. Der Gefahr einer erneuten Blutung wird durch die Bildung eines Maschenwerks aus Fibrinfäden vorgebeugt. Die Aktivierung des Fibrins wird durch eine Kaskade von Gerinnungsfaktoren ausgelöst, die unabhängig von den weißen Blutkörperchen agieren. Im Mittelpunkt der Blutgerinnung steht der Faktor X, der über die Aktivierung von Thrombin zur Vernetzung der Fibrinfäden führt. Kommt es zu einer Gefäßverletzung wird aus dem Gewebe des Blutgefäßes Gewebethromboplastin freigesetzt. Gewebethromboplastin kommt dadurch in Kontakt mit dem im Blut bereits vorliegenden Faktor VIIa und bildet zusammen mit Calcium und Phospholipiden einen Komplex, der den Faktor X aktiviert. Da aufgrund einer recht insuffizienten Reaktion Thrombin nur in kleinen Mengen aktiviert wird, bedarf es einer Verstärkung. Thrombin führt zur Aktivierung von Faktor V, Faktor VIII, Faktor XI und Faktor XIII. Durch Faktor V, VIII und XI entsteht eine positive Rückkopplungsschleife, die die Gerinnungsaktivität maßgeblich verstärkt. Die klassische, X-chromosomal vererbte Bluterkrankheit A (Hämophilie A) beruht auf dem Mangel an Faktor VIII und führt bei Patienten zu ausgedehnten Blutergüssen und lang andauernden Blutungen nach einer Verletzung.

Welche der folgenden Aussagen trifft demnach zu?
(A) Eine Langzeitbehandlung mit dem Gerinnungsfaktor VIIa von Patienten mit Hämophilie A wäre eine sinnvolle Therapie.
(B) Der Faktor VIIa aktiviert als Komplex das Thrombin auf direktem Weg.
(C) Bindet man Calcium in einer gewonnen Blutprobe ab und entzieht es somit der Blutgerinnungskaskade, führt dies zur verstärkten Bildung von einem Maschenwerk aus Fibrinfäden.
(D) Die verlängerte Blutungszeit von Patienten mit Hämophilie A lässt sich durch die fehlende positive Rückkopplung durch den Faktor VIII erklären.
(E) Die Blutungsneigung eines an Hämophilie A leidenden Patienten beruht auf dem Mangel an weißen Blutkörperchen.

6) Das Hepatitis B Virus ist aus einem Kern und einem Hüllprotein aufgebaut. Der Kern beinhaltet die DNA, die von einer ikosaedrischen Kernhülle umgeben wird. Bei einer Infektion mit dem Hepatitis B Virus bildet der Körper im akuten Stadium Antikörper gegen das oberflächliche Hüllprotein (HBs-Antigen), das als Anti-HBs-Antikörper bezeichnet wird, sowie gegen die Kernhülle (HBc-Antigen), der Anti-HBc-Antikörper genannt wird. Teilt sich das Virus aktiv, sekretiert es das HBe-Antigen, gegen das der Körper ebenso Antikörper bildet, die Anti-HBe-Antikörper genannt werden. Bei der Hepatitis B Impfung wird nur das oberflächliche Hüllprotein ohne DNA und Kernhülle unter die Haut gespritzt. Folgende Konstellation konnte in dem Blut eines Patienten nachgewiesen werden: Anti-HBs-Antikörper positiv, HBs-Antigen negativ, Anti-HBc-Antikörper negativ, HBc-Antigen negativ, Anti-HBe-Antikörper negativ, HBe-Antigen negativ.

Welche Diagnose ist demzufolge am wahrscheinlichsten?
(A)   Akute Hepatitis B Infektion
(B)   Chronische Hepatitis B Infektion
(C)   Hepatitis B Impfstatus
(D)   Hepatitis B Impfstatus mit akuter Hepatitis B Infektion
(E)   Die Ergebnisse erlauben keine eindeutige Zuordnung.

7) Das AB0-Blutgruppen-System folgt einem kodominanten Erbgang, das heißt bei Vorliegen zweier unterschiedlicher Allele eines einzigen Gens, haben beide Allele den gleichen Einfluss auf den **Phänotyp.** Folglich kann sich keines der beiden, auf den jeweiligen Allelen kodierten, Merkmale durchsetzen und das andere gänzlich verdrängen, wie dies beim dominanten Erbgang der Fall wäre oder sich eine Mischform aus beiden bilden, wie beim intermediären Erbgang. Der Phänotyp entsteht also nicht als homogene Mischform oder Expression eines einzigen Merkmals, sondern die Merkmale beider Allele sind voll ausgeprägt und werden unabhängig voneinander ausgebildet. Beim AB0-System erhält folglich jeder Nachfahre ein Allel A, B oder 0 von der Mutter und ein weiteres Allel A, B oder 0 vom Vater. Ein Mensch mit einem Allel A, als auch einem Allel B, besitzt auf den Erythrozyten die blutgruppen-spezifischen Antigene für A und B, und hat somit die Blutgruppe AB. Beim Allel 0 hingegen wird keines der beiden Antigene A oder B exprimiert. Der Organismus bildet in der Folge gegen alle Antigene, die nicht auf den körpereigenen Erythrozyten exprimiert werden, Antikörper, beispielsweise bei der Blutgruppe 0 (nur wenn beide Allele 0) Antikörper gegen A und B und bei der Blutgruppe A (Allele AA oder 0A) Antikörper gegen B.

Welche der Aussagen zum AB0-System lässt sich aus dem Text ableiten?
(A)   Ein Kind mit Blutgruppe 0 muss ein Elternteil mit Blutgruppe 0 haben.
(B)   Die Wahrscheinlichkeit, bei gleichmäßiger Verteilung der Blutgruppenantigene auf die Bevölkerung, Blutgruppe 0 zu haben, beträgt ein Viertel.
(C)   Alle Blutgruppen haben die gleiche Wahrscheinlichkeit aufzutreten.
(D)   Ein Elternteil mit Blutgruppe 0 kann ein Kind mit Blutgruppe AB haben.
(E)   Eine Mutter mit Blutgruppe A und ein Vater mit Blutgruppe B können ein Kind mit Blutgruppe 0 haben.

8) Ein Schock ist ein lebensbedrohliches Kreislaufversagen. Beim Volumenmangelschock (hypovolämischer Schock) kommt es zu einem großen Verlust an Blutvolumen, entweder durch eine stark blutende Wunde (hämorrhagisch) oder durch Wasser- und Elektrolytverluste, zum Beispiel bei Durchfall (nicht hämorrhagisch). Das verringerte Blutvolumen hat zur Folge, dass auch der venöse Rückstrom zum Herzen abnimmt, dadurch sinkt das ausgeworfene Herzvolumen und der systemische Blutdruck. Das Gewebe wird weniger durchblutet, was zu einer durch Sauerstoffmangel induzierten Zell- und Gewebsschädigung führt. Die Schädigung der Gefäßwände führt zu einem vermehrten Austritt von Blut in den Zellzwischenraum (extrazellulär Raum) und dadurch zu einem weiteren Absinken des Blutvolumens.

Welche Aussagen sind richtig?
I.   Ein Verlust von Flüssigkeit an den Extrazellulärraum würde durch verbesserte Sauerstoffversorgung des Gewebes verstärkt werden.
II. Bei einem hämorrhagischen Schock kommt es durch verminderten Sauerstoffbedarf des Gewebes zu einem Blutdruckabfall.
III. Blutungsstillung und/oder Volumenzufuhr sind bei hypovolämischem Schock wichtige Sofortmaßnahmen.

(A) Aussage I und II sind zutreffend.
(B) Nur Aussage II ist zutreffend.
(C) Nur Aussage III ist zutreffend.
(D) Alle Aussagen sind zutreffend.
(E) Aussage II und III sind zutreffend.

Im Folgenden findest Du die Musterskizzen zu den Übungsaufgaben

Musterskizze zu Aufgabe 5

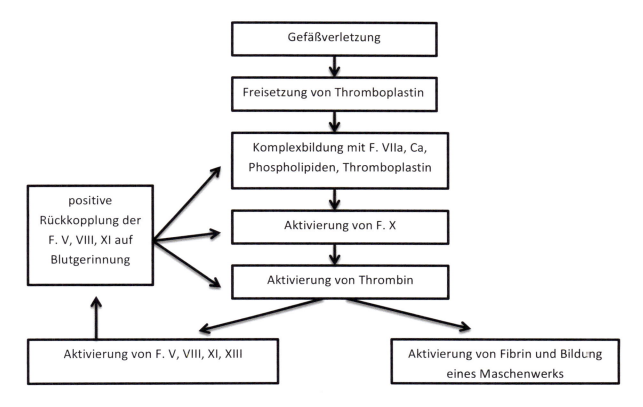

Musterskizze zu Aufgabe 6

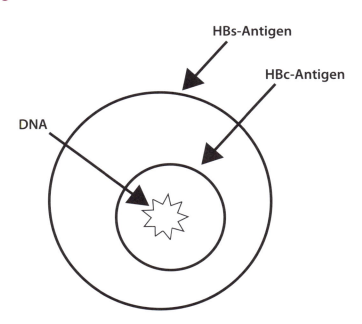

Musterskizze zu Aufgabe 7

Blutgruppenallele	A	B	0
A	AA = Blutgruppe A	AB = Blutgruppe AB	A0 = Blutgruppe A
B	AB = Blutgruppe AB	BB = Blutgruppe B	BO = Blutgruppe B
0	A0 = Blutgruppe A	B0 = Blutgruppe B	00 = Blutgruppe 0

Auszählen: 3 x Blutgruppe A; 3 x Blutgruppe B; 2 x Blutgruppe AB; 1 x Blutgruppe 0

Nur durch Auszählen können die Antworten (B) und (C) ausgeschlossen werden. Aussage (A) muss falsch sein, da man im Kreuzungsschema sieht, dass auch die Blutgruppen A0 und B0 ein 0 enthalten. Aussage (D) muss falsch sein, da man im Kreuzungsschema sieht, dass AB nur aus Blutgruppe A, B und AB entstehen kann. Aussage (E) ist richtig.

Lösung zu Aufgabe 8

Bei dieser Aufgabe kommt dem Schritt **Kombinationsantworten zum eigenen Vorteil nutzen** eine herausragende Bedeutung zu. Wer das bei allen Aussagen erkennt, außer bei Antwort (C), die Antwort II involviert ist und diese als nicht zutreffend erkennt, hat hier leichtes Spiel. Die richtige Antwort ist (C).

ALLGEMEINE TIPPS UND RATSCHLÄGE

14 ALLGEMEINE TIPPS UND RATSCHLÄGE ZUM TMS UND EMS

Es gibt vieles, was man bei seinem „ersten Mal" falsch machen kann und leider hat man beim EMS und TMS nur eine einzige Chance. Deshalb ist es umso wichtiger, dass Du Dir die folgenden allgemeinen Tipps und Ratschläge, die wir in unserer langjährigen Kurserfahrung zusammengetragen haben in Ruhe durchliest und versuchst sie bei Deiner Vorbereitung und am Testtag zu beachten. Manches mag sich sehr banal anhören aber glaube uns, manchmal machen die simpelsten Dinge den Unterschied aus. Sei also unvoreingenommen und probiere es aus!

14.1 POSITIV DENKEN!

Betrachtet man die Anmeldezahlen der letzten Jahre, kann es schnell passieren, dass einem das Herz in die Hose rutscht und sich Selbstzweifel breit machen. Diese Art zu Denken ist wenig förderlich für ein gesundes Selbstbewusstsein, das für die Absolvierung des Tests aber enorm wichtig ist. Viel hilfreicher ist es, sich positiv zu stimmen und an sich selbst zu glauben. Du solltest Dich also motivieren und mit Hilfe von Affirmationen und Visualisierungen den Glauben an Dich bestärken. Denn es sind nicht unsere Füße die uns bewegen, es ist unser Denken! Denk also „Was die können, kann ich schon lange!" oder „Es gibt keine Hindernisse, denn mein Schicksal will nur mein Bestes!" oder etwas platter „Ich bin der Geilste!". Diese oder andere, eigene selbstbestätigende Sätze sollte man täglich wiederholen, um sich selbst aufzubauen und den Glauben an das eigene Bestehen zu festigen.

14.2 SELBSTMOTIVATION

Die Vorbereitung auf den TMS und EMS hat ihre Durststrecken. Es gibt Untertests, die machen Spaß und andere, die an trockenen Toast und stupide Zeitverschwendung erinnern. Du solltest jedoch versuchen, nicht das große Ganze aus dem Blickfeld zu verlieren und Dich stets daran erinnern, dass der Aufwand für einen Studienplatz des wohl spannendsten und abwechslungsreichsten Fachgebiets jede Mühe wert ist. Angenehm zu wissen ist auch, dass einige der Informationen, die z.B. in Textverständnis, med. nat. Grundverständnis oder Tabellen und Diagramme stecken, Dir auch später wieder im Studium begegnen werden. Wenn Du Dir diese Zusammenhänge also bereits jetzt gut einprägst, ersparst Du Dir für später viel Aufwand.

170

Auch der Lernplan ist ein Teil der Selbstmotivation, in dem Du Deine Ziele und Meilensteine definierst, die Du Schritt für Schritt erreichst. Jeder dieser Einzelschritte sollte auch gebührend gefeiert werden. Und wenn es mal zu Rückfällen kommen sollte, solltest Du diese eher als Planänderungen auffassen, die jedem passieren. Motivierend ist auch die Rekapitulation dessen, was Du bereits alles erreicht hast. Du solltest diese erreichten Ziele vor dem inneren geistigen Auge visualisieren und Dir in den schönsten Farben ausmalen und bewusst das Gefühl erleben, das Dich anschließend motiviert an die Arbeit gehen lässt.

Aber auch während des Tests solltest Du Dich regelmäßig dafür loben, was Du bereits geschafft hast und mit Spaß die kommenden Aufgaben bearbeiten. Wenn Du Freude an der Bearbeitung der Aufgaben hast, dann fallen sie Dir auch leichter.

14.3 ENTSPANNUNGSÜBUNGEN

Der Test hat ebenfalls eine nicht zu vernachlässigende psychologische Komponente, da er die Teilnehmer permanentem Stress aussetzt. Es ist daher wichtig, Dich auch auf diese mentale Herausforderung einzustellen und vorzubereiten. Anspannung in einer Stresssituation geeignet begegnen zu können, hat nichts mit Esoterik zu tun, sondern mit einer allumfassenden Vorbereitung auf den Test.

Besonders in der Wartezeit vor Testbeginn sind Entspannungsübungen Gold wert. Es dauert erfahrungsgemäß mindestens 30 Minuten bis alle TeilnehmerInnen ihren Platz gefunden, ihre Garderobe abgegeben haben und noch einmal auf der Toilette waren. In dieser etwas hektischen Phase vor dem Test, in der die Nerven blank liegen, lassen sich die Teilnehmer schnell in ihrer Nervosität anstecken. Und genau hier sollte man versuchen, nicht seine Energie bereits vor dem Test verpuffen zu lassen, sondern anhand praktischer Übungen die Ruhe zu bewahren.

Es gibt eine Vielzahl einfach zu lernender Entspannungstechniken. Im Folgenden werden wir Dir zwei ausgewählte Methoden kurz und knapp vorstellen.

14.3.1 ATEMÜBUNGEN

Sie eignen sich hervorragend zur Entspannung und damit zum Stressabbau und dauern nur wenige Minuten. Hierzu findest Du auch hilfreiche Erklärungsvideos auf youtube.

Atemübung 1: Atemzüge zählen

Der Atemtechnik-Klassiker: Du zählst beim Ein- und Ausatmen langsam je von eins bis sieben. Für das Ein- und Ausatmen kannst Du Dir Zeit lassen und etwa fünf Sekunden lang ein- und fünf Sekunden lang ausatmen. Es geht darum gleichmäßig und rhythmisch zu atmen. Das Einatmen sollte durch die Nase erfolgen, das Ausatmen durch den Mund.

Du kannst Dir vorstellen, beim Einatmen einen wohltuenden Geruch einzuatmen, der den ganzen Körper durchströmt. Du kannst auch die Hand auf den Bauch legen und die Atmung bewusst wahrnehmen. Beim Ausatmen kannst Du Dir vorstellen, eine Kerze auszublasen.

(Vgl. http://www.zeitblueten.com, Heidenberger)

Atemübung 2: Länger ausatmen

Etwa doppelt so lang aus-, wie einatmen. Wenn Du beispielsweise etwa fünf Sekunden lang einatmest, kannst Du versuchen die Ausatmung über zehn Sekunden in die Länge zu ziehen. Es geht darum bewusst ganz langsam auszuatmen. Das entspannt ungemein.

(Vgl. http://www.zeitblueten.com, Heidenberger)

Atemübung 3: Anspannung und Entspannung

Du spannst bei dieser Technik so viele Muskeln wie möglich beim Einatmen an. Daraufhin hälst Du den Atem kurz an und atmest dann langsam wieder aus, während Du alle Muskeln wieder entspannst. Das An- und Entspannen führt zu einem wohligen Gefühl von Wärme und angenehmer Schwere.

Nachdem Du etwa fünf Mal diese An- und Entspannung in Kombination mit langsamen Ein- und Ausatmen durchgeführt hast, solltest Du noch etwa ein bis zwei Minuten mit geschlossenen Augen ruhig sitzen bleiben. Dabei kannst Du versuchen die Wärme im Körper zu spüren und an etwas Angenehmes zu denken. Das können angenehme Erinnerungen sein, die Du Dir ins Gedächtnis rufst, oder Du wanderst mit Deinen Gedanken an einen schönen Platz. Wenn die Gedankenreise zu Ende ist, kannst Du Dich strecken und tief gähnen. Danach wirst Du Dich ausgeglichener, ruhiger und voll neuer Energie fühlen.

(Vgl. http://www.zeitblueten.com, Heidenberger)

14.3.2 VORSTELLUNG EINES POSITIVEN BILDES

Zur Vorstellung eines positiven Bildes schließt Du die Augen, legst evtl. den Kopf auf den Tisch und konzentrierst Dein inneres Auge auf ein schönes, beruhigendes Bild oder wanderst in Deinen Gedanken an einen Ort, den Du mit Geborgenheit und Ruhe assoziierst. Damit Du Dich richtig entspannen kannst, solltest Du Dir dieses Bild intensiv und mit möglichst vielen Details für zwei bis drei Minuten oder auch länger vorstellen. Das kann der letzte Urlaub am Strand mit Schirmchencocktail in der Hand sein, dem Geruch von Sonnencreme in der Nase und rauschendem Meer vor den Augen oder der weiß glitzernde, jungfräuliche Tiefschneehang kurz vor seiner Erstbefahrung oder das gemütliche Beisammensein mit Deinen Liebsten.

Diese Übung solltest Du mehrfach wiederholen, bis sie wirklich gut funktioniert, da Dir anfangs das Bild in seiner Detailschärfe schnell wieder abhanden kommt. Kehre dabei immer wieder an denselben Ort zurück. Dadurch wird die Erfahrung jedes Mal intensiver und der Weg dorthin leichter.

14.4 ALLGEMEINE RATSCHLÄGE

Im Folgenden sind nochmal die wichtigsten Do´s and Don´ts für vor und während des TMS bzw. EMS knapp zusammengefasst.

14.4.1 TIPPS ZUR VORBEREITUNG

- ✓ Unklares nachbearbeiten bis zum vollen Verständnis. Denn oft wirst Du genau mit der Problematik im Test konfrontiert, die Du zu Hause immer vertagt und brav aufgeschoben hast.

- ✓ Während der Vorbereitung: Lieber etwas langsamer arbeiten, als zu schnell und Dich dabei zu übernehmen.

- ✓ Erst Stärken ausbauen! Und dann versuchen die Schwächen zu kompensieren.

- ✓ Eine Trainingseinheit sollte nicht länger als zwei Stunden dauern.

- ✓ Regelmäßiges Training zu einem festen Zeitpunkt. Umstellung kostet den Körper Energie.

- ✓ Nach Möglichkeit nicht zwischen 13:00 und 15:00 Uhr trainieren, da zu diesem Zeitpunkt die geistige und körperliche Leistungsfähigkeit seinen Tiefpunkt hat.

- ✓ Kritisiere Dich nicht selbst, sondern lobe Dich für alles, was Du bereits geschafft hast.

- ✓ Du solltest zur Vorbereitung auf den Test Deinen gewohnten Lebensrhythmus nicht vollkommen umkrempeln, sondern Dich so verhalten wie immer.

- ✓ Am besten erst die „Test Info" durcharbeiten, anschließend die TMS Originalversionen und dann kommerziell Aufgaben. Somit weißt Du, was das originale Niveau der Aufgaben ist.

- ✓ Nicht das Übungsmaterial aus dem Heft verschmieren, sondern rauskopieren und dann durcharbeiten. Damit vergibst Du nicht die Möglichkeit, denselben Test wiederholt zu üben.

- ✓ An einem **Probe EMS bzw. TMS teilnehmen!** Siehe *www.medgurus.de*

- ✓ Du solltest mit der Aufgabenstellung eines jeden Untertests vertraut sein und am Testtag keine Zeit damit vergeuden müssen, die Anleitung durchzulesen.

- ✓ Ernährung! Es empfiehlt sich abends kohlenhydratreich zu essen (Bsp. Spagetti) und morgens ballaststoffreich (Bsp. Vollkornmüsli). Ballaststoffe sorgen für eine gleichmäßige Fütterung des Blutzuckers. Ein ständiges Hungergefühl kannst Du damit umgehen. In der Pause empfiehlt es sich Kohlenhydrate aufzunehmen. z.B. eine Semmel, Nudelsalat Snickers etc.

- ✓ Ganz wichtig! Der letzte Tag vor dem EMS dient allein der Entspannung. An diesem Tag solltest Du nichts, aber auch gar nichts mehr üben. Viel eher solltest Du die Entspannung in den Bergen, im Kino oder mit Freunden etc. suchen. Befreit ins Bett zu gehen hat einen enorm positiven Effekt auf Deinen Schlaf und Deine Leistungsfähigkeit am nächsten Tag.

- ✓ Keine Schlafmittel benutzen, die die REM Phase des Schlafs unterdrücken. Hopfen oder Baldrian sind ein sanftes Einschlafmittel, die eher empfohlen werden können.

- ✓ Keine Angst durch unruhigen Schlaf Deine Leistungsfähigkeit einzubüßen! Ein verkürzter Schlaf von fünf Stunden wirkt sich erst dann auf die Leistungsfähigkeit aus, wenn man wiederholt nacheinander zu kurz schläft.

14.4.2 TIPPS ZUR TESTDURCHFÜHRUNG

- ✓ Der Test beginnt meist verspätet. 2011 in Wien 80 Minuten später, in Innsbruck sogar 90 MInuten; Du solltest daher am besten nicht als erster, aber auch nicht zu spät zum Test erscheinen. Zudem musst Du Dir ganz gewiss darüber sein, wie Du am Testtag zum Test-Ort kommst, damit du am Morgen nicht in unnötige Hektik verfällst. Ideal wäre, die Strecke einmal am Vorabend abgegangen zu sein.

- ✓ Lineal, Taschenrechner und digitale Uhren sind beim EMS und TMS verboten und die Kontrollen sind sehr streng. Also, am besten gleich zu Hause lassen.

- ✓ Stoppuhr zum Test mitnehmen! Nach Möglichkeit eine analoge Ausführung ohne besonders viele Funktionen und ohne nerviges Piepen.

- ✓ Das EMS bzw. TMS Bändchen, das Du am Eingang erhältst, an den linken Arm machen lassen! Am rechten Arm stört es beim Schreiben. Beim EMS 2011 gab es keine Bändchen mehr. Allerdings lassen wir diesen Tipp vorsichtshalber mal stehen.

- ✓ Alle Lösungen sofort in den Antwortbogen übertragen! Das gilt vor allem für den Vormittagsteil. Es wird einem keine extra Zeit eingeräumt, um nachträglich Antworten zu übertragen!

- ✓ Bei der Übertragung der Antworten genau prüfen, ob Du Deine Markierung auch bei der richtigen Aufgabennummer setzt! Du solltest in jedem Fall für jede Markierung die Aufgabennummer im Arbeitsheft mit der Aufgabennummer auf dem Antwortbogen abgleichen. Bearbeitest Du Nr. 73, dann überprüfst Du, dass Du bei Nr. 73 Deine Markierung setzt.

- ✓ Du solltest bei jeder Aufgabe eine Antwort markieren! Bleibt keine Zeit mehr für die Bearbeitung von Aufgaben, solltest Du Dich für den Buchstaben (z.B. B) entscheiden, den Du bisher am wenigsten gekreuzt hast und diesen dann durchgehend auf dem Antwortbogen markieren. Die fehlenden Antworten kreuzt Du im Vormittagsteil am besten während Planen und Organisieren (EMS) bzw. Quantitative und formale Probleme (TMS) an, da der Antwortbogen schon vor Beginn des Konzentrationstests eingesammelt wird. Beim Nachmittagsteil kreuzt Du die fehlenden Antworten im Untertest Tabellen und Diagramme an. Und noch ein kleiner Tipp: Im Untertest Schlauchfiguren nicht für Antwort (E) bei den letzten Aufgaben entscheiden, da dies die Ansicht von hinten ist, die nur sehr selten bei den schweren Aufgaben vorkommt.

✓ Unsichere Antworten markieren und bei verbleibender Zeit darauf zurückkommen. Z.B. Schlauchfiguren.

✓ Bei verbleibender Bearbeitungszeit die Antworten von hinten nach vorne noch einmal kontrollieren (von hinten nach vorne = Zeitersparnis).

✓ Nicht bei schweren Aufgaben verweilen, sondern zur nächsten Aufgabe übergehen!

✓ Da die Aufgaben zumeist von leicht nach schwer sortiert sind, solltest Du sie der Reihenfolge nach bearbeiten.

✓ Nicht zu viel während der Prüfung trinken! Kleine Schlücke trinken und nicht literweise. Keine harntreibenden Substanzen wie Kaffee oder ähnliches trinken. Jeder Toilettengang verkürzt die eigene Bearbeitungszeit!

✓ Viele trinken in der Mittagspause Energydrinks. Generell gilt jedoch, dass man ohne jegliche Einnahme von Medikamenten, Aufputschmitteln etc. besser fährt, weil man nie genau weiß, wie einen solche Substanzen beeinflussen, v.a. nicht in einer Stresssituation. Wir raten daher dringend hiervon ab. Falls Du Dich jedoch trotzdem dazu entschließen solltest eine solche Substanz zu Dir zu nehmen, solltest Du den Effekt zuvor schon einmal erprobt haben und nicht das erste Mal am Prüfungstag damit in Kontakt kommen!

✓ Du kannst während des EMS bzw. TMS mit Ohrenstöpseln arbeiten. Das hilft Dir Dich zu konzentrieren, da ca. 300 weitere Bewerber in einem Raum mit Dir sitzen werden. Das ständige Blättern, Kritzeln mit dem Stift oder Räuspern etc. wirkt dadurch weniger ablenkend. Und keine Angst, die Durchsagen des Testleiters verstehst Du trotzdem noch.

✓ Etwas Warmes anziehen bzw. dabei haben. Die riesigen Räume sind meist schlecht beheizt und es zieht. Die Jacke solltest Du jedoch im Auto oder in Deiner Unterkunft lassen, da die Schlange an der Garderobe sehr lang ist und es Dich nur unnötig nervös macht dort zu warten. Am besten einen Pullover, Stifte, Brotzeit, Getränk, Geld (aber nicht die Geldtasche), Ausweis und Uhr in eine transparente Plastiktüte packen und nur damit zum EMS bzw. TMS erscheinen.

✓ Auf Dich selber vertrauen und das Ding nach Hause bringen!

ANHANG

15 LÖSUNGEN

Nr.	Figuren Lernen				
1	(A)	(B)	(C)	(D)	(E) ■
2	(A)	(B)	(C) ■	(D)	(E)
3	(A)	(B)	(C)	(D) ■	(E)
4	(A)	(B) ■	(C)	(D)	(E)
5	(A) ■	(B)	(C)	(D)	(E)
6	(A)	(B) ■	(C)	(D)	(E)
7	(A)	(B)	(C)	(D)	(E) ■
8	(A)	(B)	(C) ■	(D)	(E)
9	(A)	(B)	(C)	(D)	(E) ■
10	(A)	(B)	(C)	(D) ■	(E)
11	(A)	(B)	(C)	(D) ■	(E)
12	(A)	(B)	(C)	(D) ■	(E)
13	(A) ■	(B)	(C)	(D)	(E)
14	(A)	(B) ■	(C)	(D)	(E)
15	(A)	(B)	(C) ■	(D)	(E)
16	(A) ■	(B)	(C)	(D)	(E)
17	(A) ■	(B)	(C)	(D)	(E)
18	(A) ■	(B)	(C)	(D)	(E)
19	(A)	(B)	(C)	(D)	(E) ■
20	(A)	(B)	(C)	(D)	(E) ■

Nr.	Planen und Organisieren 1				
1	(A)	(B)	(C) ■	(D)	(E)
2	(A)	(B) ■	(C)	(D)	(E)
3	(A) ■	(B)	(C)	(D)	(E)
4	(A)	(B) ■	(C)	(D)	(E)
5	(A)	(B)	(C) ■	(D)	(E)
6	(A)	(B)	(C)	(D) ■	(E)
7	(A) ■	(B)	(C)	(D)	(E)
8	(A)	(B) ■	(C)	(D)	(E)
9	(A)	(B) ■	(C)	(D)	(E)
10	(A)	(B) ■	(C)	(D)	(E)

Nr.	Fakten lernen				
1	(A)	(B)	(C) ■	(D)	(E)
2	(A)	(B) ■	(C)	(D)	(E)
3	(A)	(B)	(C)	(D)	(E)
4	(A)	(B)	(C)	(D) ■	(E)
5	(A) ■	(B)	(C)	(D)	(E)
6	(A)	(B)	(C)	(D) ■	(E)
7	(A)	(B) ■	(C)	(D)	(E)
8	(A) ■	(B)	(C)	(D)	(E)
9	(A)	(B)	(C) ■	(D)	(E)
10	(A) ■	(B)	(C)	(D)	(E)

Nr.	Muster zuordnen				
1	(A)	(B)	(C)	(D)	(E) ■
2	(A)	(B)	(C)	(D)	(E) ■
3	(A)	(B)	(C) ■	(D)	(E)
4	(A)	(B)	(C)	(D) ■	(E)
5	(A)	(B)	(C)	(D)	(E) ■
6	(A)	(B)	(C) ■	(D)	(E)
7	(A) ■	(B)	(C)	(D)	(E)
8	(A)	(B) ■	(C)	(D)	(E)
9	(A)	(B) ■	(C)	(D)	(E)
10	(A)	(B)	(C) ■	(D)	(E)
11	(A) ■	(B)	(C)	(D)	(E)
12	(A) ■	(B)	(C)	(D)	(E)
13	(A)	(B)	(C)	(D)	(E) ■
14	(A)	(B)	(C) ■	(D)	(E)
15	(A) ■	(B)	(C)	(D)	(E)
16	(A)	(B) ■	(C)	(D)	(E)
17	(A)	(B)	(C)	(D) ■	(E)
18	(A) ■	(B)	(C)	(D)	(E)
19	(A)	(B) ■	(C)	(D)	(E)
20	(A)	(B)	(C) ■	(D)	(E)

Nr.	Fakten lernen 2				
11	(A) ☐	(B) ■	(C) ☐	(D) ☐	(E) ☐
12	(A) ☐	(B) ☐	(C) ☐	(D) ☐	(E) ■
13	(A) ■	(B) ☐	(C) ☐	(D) ☐	(E) ☐
14	(A) ■	(B) ☐	(C) ☐	(D) ☐	(E) ☐
15	(A) ☐	(B) ☐	(C) ■	(D) ☐	(E) ☐
16	(A) ☐	(B) ☐	(C) ☐	(D) ■	(E) ☐
17	(A) ☐	(B) ☐	(C) ☐	(D) ■	(E) ☐
18	(A) ■	(B) ☐	(C) ☐	(D) ☐	(E) ☐
19	(A) ☐	(B) ■	(C) ☐	(D) ☐	(E) ☐
20	(A) ☐	(B) ☐	(C) ☐	(D) ■	(E) ☐

Nr.	Med. nat. Grundverständnis				
1	(A) ■	(B) ☐	(C) ☐	(D) ☐	(E) ☐
2	(A) ☐	(B) ■	(C) ☐	(D) ☐	(E) ☐
3	(A) ☐	(B) ■	(C) ☐	(D) ☐	(E) ☐
4	(A) ■	(B) ☐	(C) ☐	(D) ☐	(E) ☐
5	(A) ☐	(B) ☐	(C) ☐	(D) ■	(E) ☐
6	(A) ☐	(B) ☐	(C) ■	(D) ☐	(E) ☐
7	(A) ☐	(B) ☐	(C) ☐	(D) ☐	(E) ■
8	(A) ☐	(B) ☐	(C) ■	(D) ☐	(E) ☐

Nr.	Schlauchfiguren				
1	(A) ☐	(B) ☐	(C) ☐	(D) ☐	(E) ■
2	(A) ■	(B) ☐	(C) ☐	(D) ☐	(E) ☐
3	(A) ☐	(B) ☐	(C) ☐	(D) ☐	(E) ■
4	(A) ☐	(B) ☐	(C) ☐	(D) ☐	(E) ■
5	(A) ■	(B) ☐	(C) ☐	(D) ☐	(E) ☐
6	(A) ☐	(B) ☐	(C) ☐	(D) ■	(E) ☐
7	(A) ☐	(B) ☐	(C) ■	(D) ☐	(E) ☐
8	(A) ☐	(B) ■	(C) ☐	(D) ☐	(E) ☐
9	(A) ☐	(B) ■	(C) ☐	(D) ☐	(E) ☐
10	(A) ☐	(B) ☐	(C) ☐	(D) ■	(E) ☐
11	(A) ☐	(B) ■	(C) ☐	(D) ☐	(E) ☐
12	(A) ☐	(B) ☐	(C) ☐	(D) ☐	(E) ☐
13	(A) ☐	(B) ■	(C) ☐	(D) ☐	(E) ☐
14	(A) ■	(B) ☐	(C) ☐	(D) ☐	(E) ☐
15	(A) ■	(B) ☐	(C) ☐	(D) ☐	(E) ☐
16	(A) ☐	(B) ■	(C) ☐	(D) ☐	(E) ☐
17	(A) ☐	(B) ☐	(C) ■	(D) ☐	(E) ☐
18	(A) ☐	(B) ☐	(C) ☐	(D) ■	(E) ☐
19	(A) ☐	(B) ☐	(C) ■	(D) ☐	(E) ☐
20	(A) ☐	(B) ☐	(C) ■	(D) ☐	(E) ☐

Nr.	Textverständnis				
4	(A) ☐	(B) ■	(C) ☐	(D) ☐	(E) ☐
5	(A) ■	(B) ☐	(C) ☐	(D) ☐	(E) ☐
6	(A) ☐	(B) ☐	(C) ☐	(D) ☐	(E) ■
7	(A) ☐	(B) ■	(C) ☐	(D) ☐	(E) ☐
8	(A) ■	(B) ☐	(C) ☐	(D) ☐	(E) ☐
9	(A) ☐	(B) ☐	(C) ☐	(D) ■	(E) ☐
10	(A) ☐	(B) ■	(C) ☐	(D) ☐	(E) ☐
11	(A) ■	(B) ☐	(C) ☐	(D) ☐	(E) ☐
12	(A) ☐	(B) ☐	(C) ☐	(D) ■	(E) ☐
13	(A) ☐	(B) ☐	(C) ☐	(D) ☐	(E) ■
14	(A) ☐	(B) ☐	(C) ■	(D) ☐	(E) ☐
15	(A) ☐	(B) ■	(C) ☐	(D) ☐	(E) ☐
16	(A) ☐	(B) ☐	(C) ☐	(D) ☐	(E) ■
17	(A) ■	(B) ☐	(C) ☐	(D) ☐	(E) ☐
18	(A) ☐	(B) ■	(C) ☐	(D) ☐	(E) ☐

16 BUCHEMPFEHLUNGEN

Für eine intensive Vorbereitung ist eine intensive Eindeckung mit Übungsmaterial unverzichtbar. Wir haben dafür eine Liste empfehlenswerter Bücher zusammengestellt, die von uns selbst und vielen KursteilnehmerInnen getestet wurden.

Es empfiehlt sich in Gruppen Bücher zu besorgen und diese dann gemeinsam zu nutzen. Eine günstige Alternative ist die „EMS, TMS, MedAT Tauschbörse". Du findest diese Gruppe auf *facebook* und kannst hier mit ehemaligen TeilnehmerInnen nach eigenem Gusto tauschen. Die Bücher sollten auf alle Fälle sehr früh bestellt werden, da die Lieferzeiten kurz vor dem TMS bzw. EMS teilweise 1-2 Wochen betragen können. Du solltest vermeiden, die Aufgaben in den Übungsbüchern anzustreichen. Zuerst solltest Du immer Kopien erstellen, damit Du die Aufgaben öfters verwenden kannst.

16.1 ORIGINALAUFGABEN

Es empfiehlt sich sowohl die online frei zugängliche TMS Broschüre unter http://www.tms-info.org/fileadmin/pdf/informationsbroschuere_tms.pdf als auch die kostenlose EMS Broschüre unter http://www.unifr.ch/ztd/ems/EMSaufbau.pdf herunterzuladen und als Übungsmaterial zu verwenden. Das ist völlig kostenlos für Dich!

Ein absolutes Muss sind die beiden veröffentlichten Originalversionen:
Titel: **Test für medizinische Studiengänge I. Originalversion I des TMS** (Broschiert)
Verlag: Hogrefe-Verlag; Auflage: 5., aktualisierte Auflage (Februar 2008)
ISBN: 978-3-80172168X

Titel: **Test für medizinische Studiengänge II. Originalversion II des TMS** (Broschiert)
Verlag: Hogrefe-Verlag; Auflage: 5., aktualisierte Auflage (Februar 2008)
ISBN: 978-3-801721698

Die ITB Consulting GmbH, Testentwickler des TMS und EMS, bietet zudem weiteres originales Material an. Allerdings sind die Preise hierfür horrend und das Übungsmaterial nahezu identisch mit den zwei veröffentlichten Originalversionen. http://www.medizinertest-vorbereitung.de/

16.2 ÜBUNGSMATERIAL ZU DEN EINZELNEN UNTERTESTS

Weitere, ausführliche Informationen zu unseren Büchern, Seminaren und Online-Lernangeboten erhältst Du auf unserer Homepage *www.medgurus.de*. Um mehr Informationen, Bilder und Leseproben zu den unten aufgeführten Büchern unserer Buchreihe zu erhalten folge einfach dem QR-Link neben dem jeweiligen Buch.

TEXTVERSTÄNDNIS IM TMS & EMS – DAS ÜBUNGSBUCH

- Medizinische Übungstexte zu TMS und EMS relevanten Themen
- Lösungsstrategien, Tipps und Tricks zur effizienten Bearbeitung
- Integrierter Lernplan mit Auswertungsbogen

TMS & EMS – MATHE LEITFADEN – Quantitative und formale Probleme

- Das komplette relevante Mathe-Basiswissen für den TMS & EMS
- Lösungsstrategien und Grundaufgabentypen für den TMS & EMS
- Zahlreiche aktuelle Übungsaufgaben mit Musterlösungen

KONZENTRIERTES UND SORGFÄLTIGES ARBEITEN IM TMS & EMS DAS ÜBUNGSBUCH

- Testrelevante Konzentrationstests mit Lösungsschlüssel
- Tipps für eine effizientere und schnellere Bearbeitung

MUSTER ZUORDNEN IM TMS & EMS – DAS ÜBUNGSBUCH

- Analyse der EMS & TMS Aufgaben mit Verweisen auf typische Fehlerquellen
- Erklärung der Bearbeitungsstrategie anhand von Musterbeispielen
- Zahlreiche, testrelevante Übungsaufgaben mit kompletten Simulationen

SCHLAUCHFIGUREN IM TMS & EMS – DAS ÜBUNGSBUCH

- Zahlreiche, erprobte Übungsaufgaben für ein ausgiebiges Training
- Genaue Analyse der typischen Fallen und Fehlerquellen im TMS & EMS
- Tipps für eine effizientere und schnellere Bearbeitung

FIGUREN UND FAKTEN LERNEN IM TMS & EMS – DAS ÜBUNGSBUCH

- Zahlreiche, aktualisierte Übungsaufgaben für ein ergiebiges Training
- Schritt-für-Schritt Erklärungen zu den wichtigsten Mnemotechniken
- Tipps und Tricks für eine effizientere und schnellere Bearbeitung

TABELLEN UND DIAGRAMME IM TMS & EMS – DAS ÜBUNGSBUCH

- Zahlreiche, testnahe und lektorierte Übungsaufgaben
- Musterlösungen zu allen Übungsaufgaben
- Lösungsstrategien, Tipps und Tricks zur effizienten Bearbeitung

MEDIZINISCH-NATURWISSENSCHAFTLICHES GRUNDVERSTÄNDNIS IM TMS & EMS – DAS ÜBUNGSBUCH

- Übungsaufgaben zu testrelevanten, naturwissenschaftlichen Themen
- Musterlösungen zu allen Übungsaufgaben
- Lösungsstrategien, Tipps und Tricks zur effizienten Bearbeitung

TMS IN DEUTSCHLAND – DIE KOMPLETTE SIMULATION

- Dieses Buch enthält eine komplette Simulation des TMS in Deutschland.
- Alle Aufgaben wurden vor der Veröffentlichung unter realen Testbedingungen getestet und den aktuellen Ansprüchen des TMS angepasst.

16.3 VORBEREITUNGSSEMINARE

Seit 2007 bieten wir studentische Vorbereitungskurse zu fairen Preisen für den EMS, TMS und den MedAT an. In unseren Seminaren stellen wir effiziente Bearbeitungsstrategien zu den einzelnen Untertests vor und trainieren diese mit den Teilnehmern anhand von Beispielaufgaben ein. Video Tutorials, Allgemeine Informationen zum EMS, TMS und MedAT, sowie Informationen zu unserem Kursangebot und unseren Übungsbüchern findest Du auf unserer Homepage *www.medgurus.de*.

17 LITERATURVERZEICHNIS

Amelang, M., & Schmidt-Atzert, L. (2006). *Psychologische Diagnostik und Intervention* (4 Ausg.). Berlin: Springer Verlag.

Böhmert, C. (2013). Darf man mit IQ-Tests Ethnien und Geschlechter vergleichen? . *Gehirn und Geist, 1*, 50.

Deter, B. (1982). *Zum Einfluss von Übung und Training auf den Test für Medizinische Studiengänge.* Braunschweig: Agentur Pedersen.

Freiburg, Z. f. (2007). *Test Info ´07. Version A. Eignungstest für das Medizinstudium (EMS).* Freiburg, Schweiz: ZTD - Zentrum für Testentwicklung und Diagnostik an der Universität Freiburg.

Freiburg, Z. f. (2005). *Vorbereitungsreport 2005. Vorbereitung auf den EMS – was und wie viel ist richtig?* Freiburg: ZTD.

GmbH, I. C. (2007). *Informationsbroschüre. Test für medizinische Studiengänge TMS 2008.* Bonn: ITB Consulting GmbH.

Gunther, K. (2012). *Erfolgsgedächtnis.* München: GOLDMANN.

Hänsgen, K., & Spicher, B. (2012). *Bericht 19 über die Durchführung und Ergebnisse 2012.* ZTD Zentrum für Testentwicklung und Diagnostik am Departement für Psychologie der Universität Freiburg, Freiburg.

Heidenberger, I. B. (15. März 2013). *Zeitblüten.* Abgerufen am 27. März 2013 von http://www.zeitblueten.com/news/atemuebungen/

Hesse, J., & Schrader, H. (2006). *Testtraining Rechnen und Mathematik - Eignungs- und Einstellungstests sicher bestehen* (1. Ausg.). München: STARK Verlagsgesellschaft mbH & Co. KG.

Hofmann, E., & Löhle, M. (2012). *Erfolgreich Lernen.* Göttingen: Hogrefe Verlag.

Institut für Test- und Begabungsforschung (Hrsg.). (1995). *Der neue TMS - Originalversion des Tests für mediuzinische Studiengänge im besonderen Auswahlverfahren.* Göttingen: Verlag für Psychologie Dr. C. Hogrefe.

Institut für Test- und Begabungsforschung (Hrsg.). (1995). *Test für medizinische Studiengänge - Aktualisierte Originalversion 2.* Göttingen: Verlag für Psychologie Dr. C. Hogrefe.

Leonhardt, H. (1981). *Histologie, Zytologie und Mikroanatomie des Menschen. Taschenlehrbuch der gesamten Anatomie - Band 3 mit Schlüssel zum Gegestandskatalog* (Bd. 3). Stuttgart, Deutschland: Georg Thieme Verlag Stuttgart - New York.

MEDI-LEARN.net GbR. (02. 05 2011). *Medi-learn Foren.* Abgerufen am 2013. 01 25 von http://www.medi-learn.de/foren/archive/index.php/t-60703-p-25.html

MEDI-LEARN.net GbR. (22. 01 2013). *Medi-leran Foren.* Abgerufen am 31. 01 2013 von http://www.medi-learn.de/foren/showthread.php?t=77539&page=41&highlight=tms+diagramme+tabellen

Medizinische Uni Graz. (19. Mai 2013). *Vorbereitung zum Aufnahmetest Humanmedizin - MedAT-H. Basiskenntnistest für medizinische Studien BMS.* Abgerufen am 19. Mai 2013 von http://vmc.medunigraz.at/add-on/course/view.php?id=14

Schneider, H. (2011). *EMS Test.* Abgerufen am 2013. 01 23 von http://www.ems-test.info/vorbereitung/figuren-lernen.html

Spillner, V. (3. Januar 2009). *Trainieren für den höheren IQ?* (S. d. Verlag, Herausgeber) Abgerufen am 16. Mai 2013 von Spektrum.de: http://www.spektrum.de/alias/vortragsbericht/trainieren-fuer-den-hoeheren-iq/983260

Tackmann, W. (1991). *Repetitorium der Histologie. 1. Teil: Zell- und Gewebelehre* (4. Ausg.). Berlin, Deutschland: Auxilium-Repetitorien.

Test Info´07. (2007). *Test Info ´07. Version A. Eignungstest für das Medizinstudium (EMS)*. Freiburg, Schweiz: ZTD - Zentrum für Testentwicklung und Diagnostik an der Universität Freiburg.

TMS-Koordinationsstelle Universität Heidelberg . (2008). *TMS Test für medizinische Studiengänge*. Abgerufen am 2013. 01 22 von http://www.tms-info.org/index.php?ID=ergebnis_auswertung

Werner Metzig, M. S. (2003). *Lernen zu lernen: Lernstrategien wirkungsvoll einsetzen* (6. Ausg.). Berlin: Springer.

Wikipedia. (03. April 2013). *Alpha-1-Adrenozeptor*. Abgerufen am 19. Mai 2013 von http://de.wikipedia.org/wiki/Alpha-1-Adrenozeptor

Wikipedia. (15. Februar 2013). *Beta-Adrenozeptor*. Abgerufen am 19. Mai 2013 von http://de.wikipedia.org/wiki/Beta-Adrenozeptor

Wikipedia. (16. April 2013). *Eukaryoten*. Abgerufen am 19. Mai 2013 von http://de.wikipedia.org/wiki/Eukaryoten

Wikipedia. (22. 12 2012). *Exponentielles Wachstum*. Abgerufen am 29. 12 2012 von http://de.wikipedia.org/wiki/Exponentielles_Wachstum

Wikipedia. (23. 12 2012). *Halbwertszeit*. Abgerufen am 29. 12 2012 von http://de.wikipedia.org/wiki/Halbwertszeit

Wikipedia. (14. Mai 2013). *Insulin*. Abgerufen am 17. Mai 2013 von http://de.wikipedia.org/wiki/Insulin

Wikipedia. (14. Mai 2013). *Katecholamine*. Abgerufen am 19. Mai 2013 von http://de.wikipedia.org/wiki/Katecholamine

Wikipedia. (11. Februar 2013). *Laktoseintoleranz*. Abgerufen am 11. November 2013 von http://de.wikipedia.org/wiki/Laktoseintoleranz

Wikipedia. (28. 12 2012). *Wikipedia - Exponentialfunktion*. Abgerufen am 28. 12 2012 von http://de.wikipedia.org/wiki/Exponentialfunktion

Wikipedia. (13. 12 2012). *Wikipedia - Proportionaliät*. Abgerufen am 4. 1 2013 von http://de.wikipedia.org/wiki/Proportionalität

Wikipedia. (07. Mai 2013). *Zelle (Biologie)*. Abgerufen am 19. Mai 2013 von http://de.wikipedia.org/wiki/Zelle_(Biologie)

ZTD. (2005 & 2014). *Vorbereitungsreport 2005 und 2014. Vorbereitung auf den EMS – was und wie viel ist richtig?* Freiburg: ZTD - Zentrum für Testentwicklung und Diagnostik an der Universität Freiburg.

18 ABBILDUNGSVERZEICHNIS

Muster zuordnen: Nr. 1, 3 – 5 mit freundlicher Genehmigung, eigene Darstellung auf Basis von: Leonhardt, H. (1981). *Histologie, Zytologie und Mikroanatomie des Menschen. Taschenlehrbuch der gesamten Anatomie - Band 3 mit Schlüssel zum Gegestandskatalog* (Bd. 3). Stuttgart, Deutschland: Georg Thieme Verlag Stuttgart - New York.

Muster zuordnen: Nr. 2, 6 - 25 mit freundlicher Genehmigung, eigene Darstellung auf Basis von: Tackmann, W. (1991). *Repetitorium der Histologie. 1. Teil: Zell- und Gewebelehre* (4. Ausg.). Berlin, Deutschland: Auxilium-Repetitorien.